Doris Fritzsche

TABLA DE
INTOLERANCIAS
ALIMENTARIAS

LACTOSA ▪ FRUCTOSA ▪ HISTAMINA

AF277400

HISPANO
EUROPEA

ÍNDICE

PRÓLOGO

LACTOSA, FRUCTOSA E HISTAMINA: ¿todas en una misma guía? Realmente tiene sentido, ya que las tres sustancias desencadenan síntomas en muchas personas y las tres afectan al intestino delgado. Por este motivo, con frecuencia aparecen incluso juntas.

Es frecuente que las personas afectadas de intolerancia alimentaria recorran un largo camino antes de ser diagnosticadas. Lo que tienen que oír va desde la acusación de que se imaginan los síntomas (hipocondría), la autosugestión y la sospecha de que padecen un trastorno psicosomático, hasta el intento de conseguir una mejoría a través de la psicoterapia o los psicofármacos.

Este libro no puede ni quiere sustituir en ningún caso al tratamiento médico o nutricional. No obstante, con él tendrá una visión general sobre la intolerancia a la lactosa, la fructosa y la histamina. De esta manera dispondrá de una útil herramienta para conseguir que el tratamiento tenga éxito. Las numerosas tablas le ayudarán en la elección de los alimentos, cuando se trate de encontrar su límite individual de tolerancia. Además, en cada capítulo encontrará consejos prácticos para la convivencia diaria con una intolerancia alimentaria.

Le deseo éxito en su camino hacia una vida sin molestias a pesar de su intolerancia.

Doris Fritzsche

LACTOSA

¿QUÉ ES LA LACTOSA?

La lactosa (el azúcar de la leche) es un disacárido formado por dos monosacáridos, la glucosa y la galactosa.

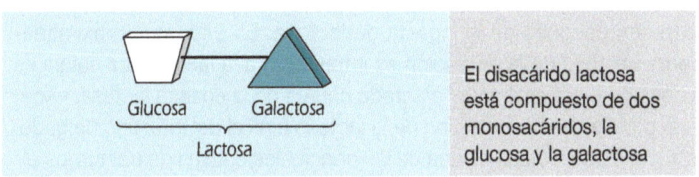

El disacárido lactosa está compuesto de dos monosacáridos, la glucosa y la galactosa

La lactosa se encuentra de forma natural en la leche de prácticamente todos los mamíferos –también en la humana–. Para el lactante, la lactosa es una fuente vital de energía, aunque también es importante para el adulto, ya que favorece la absorción intestinal de calcio.

No obstante, la lactosa no se encuentra solo como componente natural de la leche. Por motivos tecnológicos también se añade a diversos alimentos como ablandadores, aglutinantes o agentes de carga, por ejemplo para condimentos, aromas o sustancias activas.

Contenido de lactosa de la leche

Leche de mamífero	Lactosa en g/100 g	Proteína en g/100 g	Grasa en g/100 g
Leche materna	4,9 hasta 9,5	1,0 hasta 1,4	3,5 hasta 4,6
Leche de vaca, leche cruda	4,4 hasta 4,8	3,1 hasta 3,7	3,6 hasta 3,9
Leche de oveja	4,3 hasta 5,2	5,0 hasta 11,6	2,0 hasta 13,0
Leche de yegua	6,2	2,1 hasta 2,3	1,3 hasta 2,0
Leche de cabra	4,0 hasta 4,9	2,9 hasta 4,7	3,4 hasta 5,1

Por este motivo, la lactosa se encuentra como azúcar añadido en un gran número de alimentos, entre los que hay algunos de los que probablemente usted no lo hubiera sospechado nunca. Qué alimentos utilizados habitualmente contienen lactosa queda reflejado en la tabla que se encuentra a partir de la página 21.

DIAGNÓSTICO DE LA INTOLERANCIA A LA LACTOSA

«Intolerancia a la lactosa» es la expresión que engloba los síntomas que aparecen después de la ingesta de lactosa. En España, aproximadamente un 15% de la población es intolerante a la lactosa. La causa es el déficit de una enzima: el afectado carece de la enzima lactasa, necesaria para la descomposición de la lactosa a nivel del intestino delgado. Este déficit de lactasa es una de las principales causas de trastornos digestivos; afecta igual a hombres y a mujeres. El déficit de lactasa provoca que la lactosa no digerida en el intestino delgado alcance los últimos tramos del intestino. A este nivel es descompuesta por las bacterias intestinales, lo que provoca desagradables síntomas gastrointestinales.

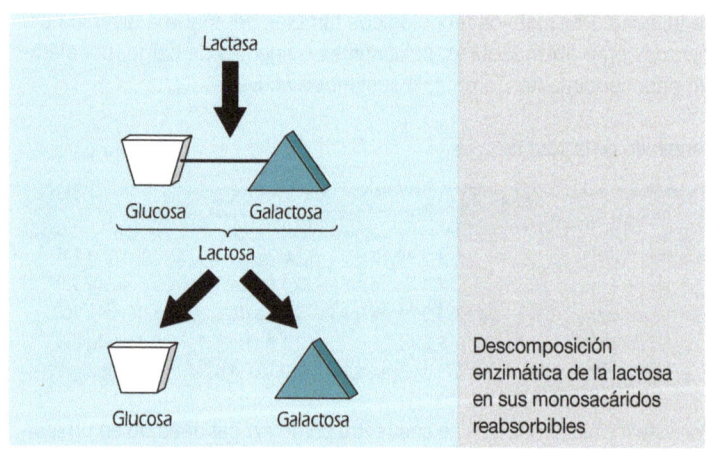

Descomposición enzimática de la lactosa en sus monosacáridos reabsorbibles

Los síntomas típicos de la intolerancia a la lactosa afectan al tracto gastrointestinal. Hay que sospechar de la existencia de un déficit de lactasa siempre que aparecen los síntomas típicos después de la ingesta de leche o productos lácteos. No obstante, la lactosa también es añadida a productos que no hacen pensar en la leche, como embutidos o medicamentos (véase pág. 17). Esta utilización diversificada de la lactosa dificulta con frecuencia el diagnóstico precoz de la intolerancia.

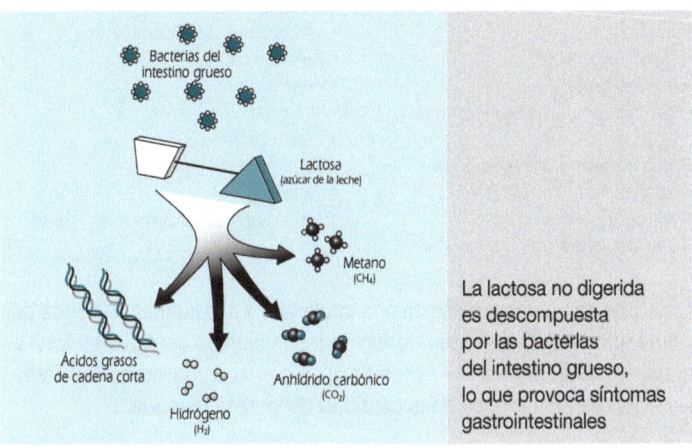

La lactosa no digerida es descompuesta por las bacterias del intestino grueso, lo que provoca síntomas gastrointestinales

Por otra parte, los síntomas de la intolerancia a la lactosa no siempre son claros y típicos, sino que los que aparecen pueden ser en parte inespecíficos. En estos casos es difícil reconocer la intolerancia a la lactosa como la causa del malestar.

¿Intolerancia o alergia?

No debe confundirse la intolerancia a la lactosa con la alergia a la leche, ya que se trata de procesos completamente diferentes. La alergia a la proteína de la leche de vaca cursa siempre con una reacción exagerada del sistema inmunitario. Por el contrario, la lactosa no actúa como alérgeno y no provoca la formación de anticuerpos.

SÍNTOMAS TÍPICOS

- ruidos abdominales;
- dolor abdominal;
- vientre hinchado;
- heces pastosas;
- vómitos;
- meteorismo;
- dolor tipo cólico;
- ventosidades;
- nauseas después de las comidas.

Otros síntomas inespecíficos
- abatimiento;
- sensación de tensión;
- cansancio crónico;

- estado de ánimo depresivo;
- estados de agotamiento;
- dolores en extremidades;
- problemas cutáneos;
- inquietud interna;
- alteraciones de la concentración;
- dolor de cabeza;
- nerviosismo;
- síntomas carenciales;
- humor abatido;
- trastornos del sueño;
- vértigos;
- sensación subjetiva de enfermedad.

La medida en que se manifiesta una intolerancia a la lactosa depende de si el déficit de la enzima que descompone la lactosa (lactasa) es total o parcial. De esta manera, los síntomas aparecen con una intensidad variable dependiendo también de la cantidad de lactosa ingerida.

Distintas formas del déficit de lactasa

Dependiendo de la causa de la intolerancia a la lactosa diferenciamos las formas siguientes:
- déficit primario (congénito) de lactasa;
- déficit secundario de lactasa;
- déficit congénito completo de lactasa (alactasia).

Déficit primario de lactasa

El déficit primario de lactasa tiene una base genética. Así pues, tiene carácter familiar. El déficit primario de lactasa se caracteriza por una baja actividad de dicha enzima y generalmente solo se manifiesta en la edad adulta por una intolerancia a la lactosa, aunque también puede afectar a niños y jóvenes.

No obstante, el «estado normal» es la intolerancia a la lactosa en el adulto. Las estadísticas muestran que más del 50% de la población mundial tiene intolerancia a la lactosa.

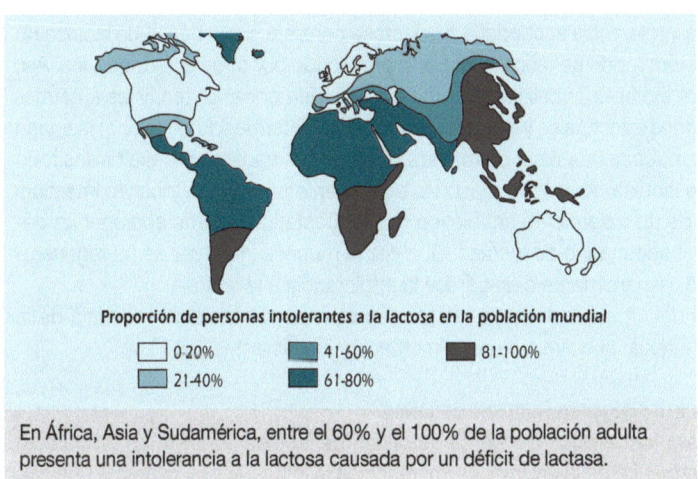

Proporción de personas intolerantes a la lactosa en la población mundial

- ☐ 0-20%
- ☐ 21-40%
- ☐ 41-60%
- ☐ 61-80%
- ■ 81-100%

En África, Asia y Sudamérica, entre el 60% y el 100% de la población adulta presenta una intolerancia a la lactosa causada por un déficit de lactasa.

Debido al hábito de consumo reducido de leche característico de muchos de los países afectados (p. ej. en África y Asia), el déficit de lactosa no supone generalmente ningún problema.

Por el contrario, en Europa la leche y los productos lácteos como el yogur y similares son consumidos en gran cantidad. Además, la lactosa se utiliza en diversos alimentos y medicamentos como sustancia de carga para aromas y sustancias activas (véase pág. 17). Así pues, en nuestra sociedad el déficit de la lactasa propia del organismo provoca sintomatología con mayor frecuencia.

En este punto cabe mencionar brevemente que en China, con el crecimiento de la sociedad del bienestar y la cada vez más importante presencia de alimentos occidentales, en los últimos años ha aumentado el consumo de leche. Consecuentemente, cabe esperar un aumento de los síntomas de la intolerancia a la lactosa.

Déficit secundario de lactasa

La intolerancia secundaria a la lactosa consiste en un déficit de lactasa no determinado genéticamente sino provocado por otras enfermedades. Así, por ejemplo, la celiaca (enteropatía inducida por el gluten) y las enfermedades intestinales inflamatorias crónicas (enfermedad de Crohn) lesionan la mucosa intestinal de manera que pueden causar un déficit transitorio de lactasa. Asimismo, después de una enfermedad gástrica y/o intestinal o de un tratamiento antibiótico o con citostáticos puede aparecer un déficit secundario de lactasa. Una vez la mucosa intestinal se ha regenerado, generalmente desaparece la intolerancia a la lactosa.
El déficit secundario de lactasa también puede ser consecuencia de la anorexia, la bulimia o una alimentación insuficiente.

Déficit congénito completo de lactasa

Esta forma poco frecuente de déficit de lactasa consiste en un defecto congénito de la enzima. Es imprescindible instaurar precozmente una dieta sin lactosa para evitar que el lactante sufra lesiones cerebrales.

En caso de duda realizar el test diagnóstico

Para someterse al test de intolerancia a la lactosa no puede comer, beber ni fumar durante las 12 horas previas a la prueba. Las siguientes pruebas clínicas indirectas confirman el diagnóstico:

Test de hidrógeno espirado

Este test es conocido también como test de intolerancia a la lactosa y constituye un método estándar rápido y muy utilizado. Para ello debe be-

INFORMACIÓN

Sobrecarga de lactosa utilizada en el test respiratorio o de sobrecarga para determinar el déficit de lactasa:
- **adultos:**
  25-50 g de lactosa en 200-400 ml de agua;
- **niños a partir de 2 años:**
  2 g de lactosa/kg de peso corporal en solución al 25%;
- **lactantes:**
  4 g de lactosa/kg de peso en solución al 25%.

ber una solución de lactosa y agua (una cantidad de lactosa de 25 g corresponde por ejemplo a la cantidad contenida en medio litro de leche). Seguidamente, se mide el hidrógeno espirado cada 15 minutos. Cuando la lactosa no es descompuesta por la acción de la enzima lactasa, las bacterias intestinales la decomponen entre otros en gas hidrógeno (H_2), el cual es expulsado en mayor cantidad en el aire espirado. En base a la concentración de hidrógeno puede determinarse el grado de intolerancia a la lactosa.

Test de sobrecarga de lactosa

El test de sobrecarga de lactosa empieza con una extracción de sangre para determinar la glucemia. Después, como en el test de hidrógeno espirado, se bebe una solución de lactosa. Seguidamente, pasados 15, 30, 60, 90 y 120 minutos se vuelve a medir la glucemia. Si no se produce la liberación enzimática de glucosa a partir de la lactosa, la subida de azúcar en sangre provocada por la absorción a través de la pared intestinal no tiene lugar. Es decir, existe una intolerancia. En caso de un déficit de lactasa, la glucemia después de la sobrecarga de lactosa no sube más de 14,4 mg/dl (0,8 mmol/l) respecto al valor inicial.

INFORMACIÓN

Como prueba directa de la intolerancia a la lactosa existe un test genético.

Si además, en el curso de las ocho horas posteriores al inicio de la prueba aparecen síntomas del déficit de lactasa, el diagnóstico de intolerancia a la lactosa se confirma.

TRATAMIENTO EFICAZ DE LA INTOLERANCIA A LA LACTOSA

Aunque se haya diagnosticado una intolerancia a la lactosa, no es necesario renunciar por completo a los productos lácteos. De hecho, constituyen la principal fuente de calcio y son una importante fuente de magnesio, vitaminas del grupo B y proteínas de alto valor nutritivo para el organismo. Así pues, el objetivo del tratamiento de una intolerancia a la lactosa es el cálculo de la cantidad de lactosa que la persona puede tolerar de manera que se consiga la desaparición total de los síntomas.

Dependiendo de la sensibilidad a la lactosa se tolerará una cantidad más o menos alta de la misma al día. Así, muchos adultos permanecen asintomáticos si no sobrepasan los doce gramos de lactosa al día y si estos se reparten equitativamente a lo largo del día.

Valores indicativos de tolerancia

Sensibilidad a la lactosa	Cantidad diaria tolerada de lactosa
alta	de 1 a 4 g
media	de 5 a 8 g
baja	de 9 a 12 g

Las tres fases del tratamiento

Para llegar a un mayor bienestar se necesita persistencia y paciencia, ya que el intestino necesita tiempo suficiente para recuperarse. No obstante, por regla general, en el curso de pocos días después de renunciar a los productos lácteos se produce una primera mejoría de las molestias y la desaparición gradual de los síntomas.

El tratamiento de la intolerancia a la lactosa se realiza en tres fases: la primera debe prolongarse durante cuatro a seis semanas. Se empieza con las siguientes medidas:

- renuncie a los productos preparados o precocinados a no ser que lleven la inscripción «sin lactosa»;
- beba y coma exclusivamente leche y productos lácteos sin lactosa –en este tipo de productos la cantidad de lactosa se encuentra por debajo de los 0,1 g por 100 g de producto–;
- además, consuma exclusivamente quesos con un contenido en lactosa asimismo inferior a 0,1 g por cada 100 g de producto (véase tabla pág. 21 ss.).

La segunda fase del tratamiento solo se inicia cuando han desparecido todos los síntomas. En este momento puede empezar a determinar la cantidad de lactosa que usted es capaz de tolerar:

- al principio, consuma solo productos con un bajo contenido en lactosa, como el queso de corte, y aumente paulatinamente la cantidad de lactosa (véase tabla pág. 21 ss.);
- reparta equitativamente los alimentos con lactosa a lo largo de todo el día y evite en general concentrar grandes cantidades de la misma en una sola comida.

La tercera fase empieza una vez se está seguro de qué ración diaria de lactosa se tolera bien:

- pruebe preparados enzimáticos de lactasa para poder evitar también los síntomas cuando le invitan a comer o cuando va a un restaurante. Empiece con una dosis de lactasa de 3.000-9.000 unidades por cada cinco gramos de lactosa;
- tenga en mente qué ración de un alimento con lactosa contiene alrededor de cinco gramos de lactosa. Con la ayuda de vasos y medidores de cocina confecciónese una regla mnemotécnica: por ejemplo, un yogur de 150 g o medio vaso de leche aportan unos cinco gramos de lactosa.

INFORMACIÓN

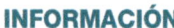

La lactasa es un suplemento alimentario que se utiliza para la intolerancia alimentaria. No se trata de un medicamento. El componente activo es la tilactasa, sintetizada por un ficomiceto, el *Aspergillus oryzae*. Otros componentes frecuentes son el dióxido de titanio, los fosfatos y la gelatina.

Dado que la intolerancia a la lactosa tiene una variabilidad individual, la dosis de lactasa necesaria también varía, por lo que debe determinarse. Según el preparado, el fabricante acostumbra a recomendar empezar con una dosis de 3.000-9.000 unidades FCC (unidades del Food Chemicals Codex «Código de Sustancias Químicas Alimenticias») por cada cinco gramos de lactosa.

Los preparados enzimáticos de lactasa deben tomarse inmediatamente después de una comida con lactosa. También puede mezclar el contenido de las cápsulas directamente con los alimentos o las bebidas; dado que las enzimas son termosensibles y pierden actividad, no deben mezclarse con alimentos demasiado calientes (por encima de 50 °C). Los preparados de lactasa pueden encontrarse en farmacias y tiendas especializadas en distintas concentraciones enzimáticas. El precio es mayor cuantas más unidades FCC contiene el producto y por lo tanto cuanto más activo es. Al comprar el producto tenga en cuenta que no contenga sustitutivos del azúcar que le puedan provocar intolerancia o gases.

ALIMENTOS QUE CONTIENEN LACTOSA

Naturalmente, entre los alimentos que contienen lactosa se encuentran todos los tipos de leche, así como los productos lácteos como el yogur, la leche agria, el kéfir, la nata, la *crème fraîche* (crema fresca ligeramente acidificada), la *smetana*, el *quark* y algunos tipos de queso. En la fabricación de la leche agria y el yogur, la lactosa sirve de alimento para los lactobacilos. Descomponen la lactosa parcialmente en ácido láctico, el cual a su vez desnaturaliza parcialmente las proteínas existentes. De esta manera la leche adquiere consistencia.

En el caso de los alimentos que contienen lactosa de manera natural, su detección es bastante fácil. La tabla que se encuentra a partir de la página 21 le informa detalladamente sobre el contenido de lactosa por ración. Ya que se trata de determinar el límite de tolerancia individual, estos datos representan la cantidad habitual por 100 g de alimento, ya que precisamente de los productos lácteos con frecuencia se consumen raciones variables. Así, por ejemplo, un yogur, según el tamaño del vaso, contiene entre 125 y 150 gramos, mientras que por el contrario, una ración de *crème fraîche* contiene habitualmente unos 30 gramos.

Alimentos preparados

La valoración de los alimentos que contienen lactosa oculta, como por ejemplo las ensaladas aliñadas con yogur, ya es harina de otro costal. Dado que la aparición del ingrediente yogur en el envase se considera un factor positivo, el contenido porcentual de yogur también debe constar en la lista de ingredientes, por ejemplo de la siguiente manera: yogur de leche desnatada (8%), lo que corresponde a una cantidad de 8 gramos de yogur de leche desnatada por cada 100 gramos de ensalada. Así pues, el hecho de si un producto contiene o no lactosa no puede determinarse con frecuencia más que a través de un estudio a fondo del mismo. Por otra parte, la indicación del valor porcentual solo es obligatoria cuando el ingrediente es especialmente relevante. Y aún así, la cantidad real de lactosa sigue sin conocerse. Esta puede calcularse básicamente con la ayuda de una tabla de lactosa (véase a partir de la pág. 21). Para seguir con el ejemplo anterior, el yogur desnatado contiene 3,7 g de lactosa por cada 100 g ó 0,037 g por cada g de producto. En una ración de 200 g de la ensalada mencionada tomaría 16 g de yogur desnatado, es decir, 16 × 0,037 g, lo que significa 0,592 g de lactosa. El hecho de que con esta cantidad aparezcan síntomas de intolerancia depende de la sensibilidad individual y debe comprobarse empíricamente.

AQUÍ PUEDE HABER LACTOSA OCULTA

 La lactosa puede estar oculta bajo un gran número de términos y alimentos:

- chocolate
- lactosa
- leche
- leche desnatada en polvo
- leche desnatada
- leche en polvo
- leche entera/leche entera en polvo
- mantequilla
- monohidrato de lactosa
- nata
- nata agria
- nata endulzada
- nata líquida/nata en polvo
- preparados de chocolate
- sucedáneos del suero de leche
- suero de leche agrio/suero de leche agrio en polvo
- suero de leche dulce/suero de leche dulce en polvo
- suero de leche/suero de leche en polvo

La forma más segura para evitar los síntomas provocados por la lactosa oculta es renunciar de forma general a los platos preparados y precocinados que no indican «sin lactosa» o cuyo contenido de lactosa no puede calcularse.

Los siguientes alimentos contienen leche o lactosa en grandes cantidades, por lo que su consumo no es adecuado o solo en cantidades muy reducidas (forma leve de intolerancia a la lactosa):

Grupo de alimentos	Alimento
Leche y productos lácteos	Leche, queso*, leche en polvo, pudin, bebidas lácteas, cacao, postres dulces, crema para el café, leche condensada, nata, nata agria, leche agria, kéfir, yogur, suero de leche, *quark*, queso fresco, queso fundido, preparados de queso
Pan y productos horneados (pueden contener leche, leche en polvo y similares)	Mezclas para hornear para pan y bizcochos, pan de leche, barquillos, pasteles, galletas, pan sueco, *crackers*

*compárese con la tabla de la pág. 22 ss.

continúa en página siguiente →

Grupo de alimentos	Alimento
Platos preparados y precocinados	Pizza, platos congelados, conservas, preparados congelados (p. ej. preparados de carne o verduras)
Dulces	Helados, chocolate, caramelos de nata o crema, barritas de chocolate, crema de cacao, crema de cacao con avellanas, bombones
Carne y embutidos	Salchichas de tipo alemán, paté de hígado, embutidos con bajo contenido en grasa, salchichas en conserva, jamón dulce
Productos instantáneos	Sopas instantáneas, salsas y cremas, puré de patatas
Salsas preparadas	Salsa gourmet, ensaladas para barbacoa y ensalada, mayonesa
Otros productos	Mezclas para *muesli*, productos con margarina, cremas para untar

Fuente: *Kasper, Ernährungsmedizin und Diätetik* (Nutrición y dietética).

Los siguientes alimentos, que no suelen ser sospechosos de contener lactosa o componentes de la leche, también pueden contenerlos en pequeñas cantidades:

- aglutinantes
- aliños para ensaladas
- aromatizantes
- comprimidos de salvado
- comprimidos edulcorantes
- conservas de pescado
- conservas de verduras
- cremas para untar
- embutidos
- espesantes
- jamón dulce
- margarina
- mayonesa
- mezclas de especias
- mezclas de *muesli*
- platos preparados
- productos de patata (p. ej. puré)
- productos horneados
- productos instantáneos
- regaliz blanda
- salsa pesto

Son alimentos sin lactosa ni leche:

- aves
- carne, pescado
- cereales, cereales en copos
- frutas y verduras (frescas)
- frutos secos
- gominolas de fruta sin yogur
- hierbas aromáticas
- leche sin lactosa y productos derivados
- legumbres
- miel, mermeladas
- patatas, pasta, arroz
- zumos de fruta, agua mineral, té, café

¿Algunos datos más?

Con las nuevas leyes del etiquetado, la valoración de los alimentos se ha hecho algo más sencilla; deben indicarse todos los ingredientes. No obstante, quedan excluidos de esta normativa todos los ingredientes compuestos, para los que no es obligatorio indicar sus componentes (p. ej. queso o yogur). En el caso de las hierbas aromáticas y las mezclas de especias, así como para los ingredientes regulados por las leyes de la Comunidad Europea, rige la regulación del 2%. Esta consiste en que no es necesario declarar la lactosa de un producto si se encuentra en una proporción menor al 2%.

PRODUCTOS LÁCTEOS SIN LACTOSA

Debido a la creciente demanda, varios productores del sector lácteo producen desde hace años leche y productos lácteos sin lactosa. Hace ya tiempo que estos productos dejaron de ser algo extraño en las tiendas especializadas y hoy en día ocupan un lugar importante en los supermercados. Este hecho también puede considerarse un indicio de que el número de consumidores afectados que buscan leche y productos lácteos sin lactosa es cada vez mayor.

La leche y los productos lácteos sin lactosa lo indican con la inscripción de «sin lactosa» en el envase.

En la leche y los productos lácteos sin lactosa, esta es descompuesta por enzimas en sus componentes, glucosa y lactosa (véase pág. 4), durante el

ALTERNATIVAS TOLERABLES

Los siguientes productos también están disponibles en su variante «sin lactosa»:

- arroz con leche
- bebidas a base de leche
- leche condensada
- leche
- mantequilla
- mozzarella
- nata
- pudin

- *quark*
- queso camembert
- queso en lonchas
- queso fresco
- queso fundido
- *smetana*
- yogur de frutas
- yogur natural

proceso de fabricación. De esta manera, como en el intestino delgado ya no es necesario descomponer la lactosa, el déficit de lactasa no provoca ningún síntoma; así pues, los productos sin lactosa también son bien tolerados por las personas con intolerancia a la misma y pueden utilizarse tanto para hornear como para cocinar como los productos habituales.

INFORMACIÓN

La leche y los productos lácteos solo pueden declararse «sin lactosa» cuando tienen un máximo de 0,1 g de lactosa por cada 100 g de producto.

Evitar el déficit de nutrientes

La leche y los productos lácteos son importantes fuentes de nutrientes imprescindibles para la vida:

- calcio: este mineral es importante para el metabolismo óseo y la transmisión del impulso nervioso hasta el músculo;
- magnesio: es importante, entre otras funciones, para la formación de los músculos y tendones, la transmisión neuromuscular de los estímulos y la contracción muscular;
- vitamina B_2: para procesos de la captación de energía;
- vitamina B_{12}: actúa como coenzima y es necesaria para todas las células del organismo.

Así pues, a pesar de la intolerancia a la lactosa, es importante consumir diariamente productos lácteos en cantidad suficiente. Consecuentemente, para cubrir sus necesidades debe recurrir a los productos sin lactosa o, dependiendo de la tolerancia individual, a productos con bajo contenido en ella. Estos contienen todos los nutrientes importantes de la leche.

PRODUCTOS DE SUSTITUCIÓN DE LA LECHE

Además de los productos sin lactosa, también puede utilizar productos de sustitución de la leche; estos se asemejan a los productos lácteos habituales en su consistencia y sus posibilidades de utilización. No obstante, los productos de sustitución solo constituyen una alternativa para la leche y los productos lácteos. Muchos de ellos están enriquecidos con calcio y vitamina B_2; sin embargo, las proteínas son de menor calidad si las comparamos a las proteínas de la leche.

Estos alimentos pueden utilizarse como sustitutos de la leche y los productos lácteos:

- bebida de arroz
- bebida de arroz y soja
- bebida de arroz, soja, avena y calcio
- bebida de avena
- bebida de soja con fruta
- bebida de soja natural
- leche de almendras
- leche de coco
- nata de soja
- nata para montar para vegetarianos (a base de soja)
- postres de soja
- tofu
- yogur de soja
- yogur de soja con fruta

CONSEJOS PARA EL DÍA A DÍA

Básicamente es cierto que incluso con una intolerancia a la lactosa su dieta debe seguir unas reglas nutricionales básicas (véase pág. 62 ss.). No obstante, si padece un déficit de lactasa también debe tener en cuenta las siguientes recomendaciones nutricionales:

- para evitar la lactosa oculta solo debe echar mano en contadas ocasiones de productos preparados y precocinados, y optar solo por este ti-

IMPORTANTE

Si utiliza exclusivamente productos de sustitución de la leche debe procurarse un aporte adecuado de proteínas de alto valor nutritivo a través de otras fuentes. Consuma pescado, aves y carne con regularidad o combine las legumbres con los cereales.

po de productos después de leer muy atentamente la lista de ingredientes (véase pág. 14 y 15);

- consuma diariamente leche y productos lácteos sin lactosa u opte por alimentos pobres en lactosa de forma natural (véase la tabla de esta página y ss.). Es imprescindible que tenga también en cuenta su umbral individual de tolerancia a la lactosa.

CONTENIDO DE LACTOSA DE ALGUNOS ALIMENTOS

Alimento (parte comestible)	Ración g	Lactosa por ración g
Leche		
Leche de búfala	200	9,8
Leche de cabra	200	8,4
Leche de oveja	200	9,1
Leche de vaca, leche cruda	200	9,08
▪ 3,5% de materia grasa	200	hasta 9,6
▪ 3,5% de materia grasa, sin lactosa*	200	< 0,20
▪ semidesnatada 1,5-1,8% de materia grasa	200	hasta 9,7
▪ semidesnatada, 1,5% de materia grasa, sin lactosa*	200	< 0,20
▪ leche desnatada	200	9,6
Leche de yegua	200	12,4

* = sin lactosa/contenido de restos de lactosa inferior a 0,1 g por cada 100 g de producto
< = menos de
+ = trazas

Alimento (parte comestible)	Ración g	Lactosa por ración g
Productos lácteos		
Bebida de cacao	200	9,2
Bebidas a base de leche	200	hasta 13,80
▪ sin lactosa*	200	< 0,20
Café vienés, sin lactosa*	200	< 0,20
Leche chocolateada, 1,5% de materia grasa, sin lactosa*	200	< 0,20
Suero de leche endulzado	200	9,4
Suero de leche	200	hasta 10,40
Suero de mantequilla	200	8,02
Diversos productos lácteos		
Leche en polvo desnatada	20	10,1
Leche entera en polvo	25	8,78
Suero de leche en polvo	15	10,23
Suero de mantequilla en polvo	20	8,83
Nata		
Crema para el café, sin lactosa*	20	< 0,02
Leche concentrada desnatada, azucarada	20	2,56
Leche condensada, 7,5% de materia grasa	20	1,84
▪ 10% de materia grasa	20	2,51
▪ azucarada	20	2,04
Nata agria	20	0,69
Nata, 10% de materia grasa	20	0,81
▪ 30% de materia grasa	20	0,65
▪ 30% de materia grasa, sin lactosa*	20	< 0,02
Smetana	20	<0,02

* = sin lactosa/contenido de restos de lactosa inferior a 0,1 g por cada 100 g de producto
< = menos de
+ = trazas

Alimento (parte comestible)	Ración g	Lactosa por ración g
Productos de leche agria		
Kéfir, 3,5% de materia grasa	125	4,5
Yogur de frutas semidesnatado	125	3,89
▪ 3,8% de materia grasa en la parte láctea, sin lactosa*	125	< 0,125
▪ desnatado	125	3,73
▪ entero	125	3,85
Yogur, 3,5% de materia grasa	125	3,99
▪ 0,1% de materia grasa	125	4,55
▪ 3,5% de materia grasa, sin lactosa*	125	< 0,125
▪ semidesnatado 1,5-1,8% de materia grasa	125	4,1
Queso, queso fresco y quark		
Appenzeller, 20% de materia grasa e.s.	30	+
▪ 50% de materia grasa e.s.	30	+
Bavaria blue	30	+
Bel paese	30	+
Bleu d'Auvergne, 50% de materia grasa e.s.	30	+
Bleu de Bresse, 50% de materia grasa e.s.	30	+
Cambozola, 70% de materia grasa e.s.	30	+
Camembert para asar	30	+
Camembert, 30% de materia grasa e.s	30	+
▪ 40% de materia grasa e.s.	30	+
▪ 45% de materia grasa e.s.	30	0,03
▪ 45% de materia grasa e.s., sin lactosa*	30	< 0,03
▪ 50% de materia grasa e.s.	30	0,03
▪ 60% de materia grasa e.s.	30	+
Cancoillotte, 10% de materia grasa e.s.	30	1,14
▪ 40% de materia grasa e.s.	30	1,02

* = sin lactosa/contenido de restos de lactosa inferior a 0,1 g por cada 100 g de producto
< = menos de
+ = trazas

Alimento (parte comestible)	Ración g	Lactosa por ración g
Chester (cheddar), 50% de materia grasa e.s.	30	0,09
Crema de queso fresco, 60-85% de materia grasa e.s.	30	0,77
▪ sin lactosa*	30	< 0,03
Edam, 30% de materia grasa e.s.	30	+
▪ 40% de materia grasa e.s.	30	+
▪ 45% de materia grasa e.s.	30	+
Edelpilzkäse, 60% de materia grasa e.s.	30	+
Emmental, 45% de materia grasa e.s.	30	0,14
▪ sin lactosa*	30	< 0,03
Favorel, Danbo, 45% de materia grasa e.s.	30	+
Gorgonzola	30	+
Gouda, 45% de materia grasa e.s.	30	+
Gruyer, 45% de materia grasa e.s.	30	+
Jarlsberg, 45% de materia grasa e.s.	30	+
Limburger, 20% de materia grasa e.s.	30	+
▪ 40% de materia grasa e.s.	30	+
Lindenberger, 45% de materia grasa e.s.	30	+
▪ light, 30% de materia grasa e.s.	30	+
Mascarpone	30	1,08
Maslander, 50% de materia grasa e.s.	30	+
Morbier, 40% de materia grasa e.s.	30	+
Mozzarella	30	+
Münster, 45% de materia grasa e.s.	30	+
▪ 50% de materia grasa e.s.	30	+
Parmesano	30	0,02
Provolone	30	+
Quark desnatado	30	0,96
▪ sin lactosa*	30	< 0,03

* = sin lactosa/contenido de restos de lactosa inferior a 0,1 g por cada 100 g de producto
< = menos de
+ = trazas

Alimento (parte comestible)	Ración g	Lactosa por ración g
Quark para guisar	30	0,81
▪ 40% de materia grasa e.s.	30	0,78
Quark, 10% de materia grasa e.s.	30	1,14
▪ 50% de materia grasa e.s.	30	0,87
Queso brie, 50% de materia grasa e.s.	30	0,03
Queso de cabra, en lonchas, 48% de materia grasa e.s.	30	+
▪ queso tierno, 45% de materia grasa e.s.	30	+
Queso de montaña, 4,5% de materia grasa e.s.	30	+
Queso de oveja	30	+
Queso de raclette, 48% de materia grasa e.s.	30	+
Queso del Pirineo, 50% de materia grasa e.s.	30	+
Queso en lonchas, 30% de materia grasa e.s.	30	+
▪ 60% de materia grasa e.s.	30	+
Queso feta, 45% de materia grasa e.s.	30	0,16
Queso fresco, 50% de materia grasa e.s.	30	1,02
Queso fundido con setas o jamón	30	1,89
Queso fundido, de corte, 70% de materia grasa e.s.	30	1,08
▪ 20% de materia grasa e.s.	30	1,83
Queso fundido, en lonchas, 45% de materia grasa e.s.	30	1,89
▪ bajo en grasa	30	hasta 2,10
▪ sin lactosa*	30	< 0,03
Queso fundido, para untar, 70% de materia grasa e.s.	30	1,32
▪ 50% de materia grasa e.s.	30	2,03
Queso Harzer	30	+
Queso reiber, 50% de materia grasa e.s.	30	+
Requesón	30	0,99
Ricotta	30	0,1
Robiola	30	0,57

* = sin lactosa/contenido de restos de lactosa inferior a 0,1 g por cada 100 g de producto

< = menos de

+ = trazas

Alimento (parte comestible)	Ración g	Lactosa por ración g
Romadur, 30% de materia grasa e.s.	30	+
▪ 20% de materia grasa e.s.	30	+
Roquefort	30	+
Tête de Moine	30	+
Tilsiter, 30% de materia grasa e.s.	30	+
▪ 45% de materia grasa e.s.	30	+

Dulces y postres

	Ración g	Lactosa por ración g
Chocolate con leche, 1 tableta	20	1,9
Crema de chocolate con avellanas, 1 cucharada	10	hasta 0,20
Gachas	150	hasta 9,45
Helado de frutas, 1 bola	50	hasta 3,45
▪ sin lactosa, 1 bola	50	< 0,05
Helado de nata, 1 bola	50	0,95
Helado, sin lactosa, una bola	50	< 0,05
Pudin de chocolate con nata, sin lactosa	150	< 0,15
Pudin de leche entera	150	6,5
▪ de leche sin lactosa	150	< 0,15

* = sin lactosa/contenido de restos de lactosa inferior a 0,1 g por cada 100 g de producto
< = menos de
+ = trazas

FRUCTOSA

¿QUÉ ES LA FRUCTOSA?

La fructosa (del latín *fructus*: fruta) o levulosa es un monosacárido. Se presenta libre y como parte de la sacarosa (azúcar común) de manera natural solo en frutas, verduras, cereales, remolacha, caña de azúcar y miel. La fructosa también forma parte del jarabe de glucosa-fructosa fabricado a partir de almidones. El azúcar de uva (jugo espeso de uva), incluida dentro del grupo de los «azúcares de fruta», también contiene fructosa. Y dado que su metabolización es independiente de la insulina, la fructosa se utiliza también como sustituto del azúcar en los productos para diabéticos.

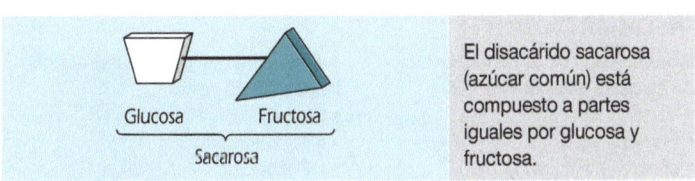

El disacárido sacarosa (azúcar común) está compuesto a partes iguales por glucosa y fructosa.

DIAGNÓSTICO DE LA MALABSORCIÓN DE LA FRUCTOSA

Se entiende como malabsorción de la fructosa (MF), intolerancia intestinal a la fructosa o simplemente intolerancia a la fructosa, todos aquellos síntomas que aparecen después de la ingesta de fructosa. La causa reside en el mal funcionamiento de un determinado sistema de transporte (GLUT-5) presente en el intestino delgado para la absorción de la fructosa. El defecto del transportador GLUT-5 provoca que la fructosa no digerida en el intestino delgado alcance las últimas porciones del intestino. Allí es descompuesta por la acción de las bacterias en hidrógeno, anhídrido carbónico y ácidos grasos de cadena corta. Debido al fenómeno de ósmosis (entrada de líquido), se produce una acumulación de agua en el intestino: la consecuencia es la aparición de diarrea.

El grado de gravedad de la malabsorción de la fructosa depende del grado de disfunción del transportador GLUT-5. Así pues, la aparición de sintomatología y su intensidad varían de una persona a otra. Además, existen otros factores que influyen sobre la función del GLUT-5:

- el sorbitol (un alcohol de la glucosa) inhibe al transportador GLUT-5 y de esta manera reduce la absorción de la fructosa. El sorbitol está presente en algunas frutas (véase pág. 36) y es utilizado en la industria alimentaria como edulcorante (E420) en los alimentos sin azúcar y con bajo contenido en azúcar, así como en productos dietéticos especiales para diabéticos;
- las verduras de digestión difícil como el puerro y la col pueden aumentar los síntomas.

INFORMACIÓN

Síntomas típicos de la malabsorción de fructosa son por ejemplo:
- dolor abdominal;
- meteorismo;
- cólicos intestinales;
- ruidos abdominales audibles a distancia;
- súbita necesidad de ir de vientre;
- heces blandas;
- diarrea – mucosa, pero sin sangre;
- episodios de estreñimiento.

Además pueden aparecer síntomas inespecíficos como:
- tensión;
- falta de energía;
- cansancio crónico;
- agotamiento;
- inquietud interna;
- trastornos de concentración;
- nerviosismo;
- tendencia al estado de ánimo depresivo;
- bajo estado de ánimo con frecuentes oscilaciones;
- irritabilidad.

- Por el contrario, la glucosa actúa como un verdadero capturador de fructosa y de esta manera mejora su absorción (véase pág. 33). Por este motivo, por regla general el azúcar común se tolera bien ya que está compuesto a partes iguales por fructosa y glucosa.

IMPORTANTE

Dado que los síntomas de la malabsorción de la fructosa se asemejan a los del colon irritable, con frecuencia se hace un diagnóstico equivocado. En muchos casos, la verdadera causa del trastorno intestinal se descubre más tarde.

Síntomas psicológico-emocionales

Explicación para las oscilaciones depresivas del estado de ánimo en caso de malabsorción de la fructosa: como consecuencia de la intolerancia se produce un déficit de serotonina. En el organismo se forma un complejo fructosa-triptófano a partir de la fructosa no absorbida y el aminoácido triptófano. El intestino no puede absorberla, de manera que el organismo no dispone de la cantidad suficiente para fabricar la hormona serotonina (neurotransmisor propio del organismo, llamada «hormona de la felicidad»).

Formas de malabsorción de la fructosa

Básicamente se distinguen dos formas de malabsorción de la fructosa:

- la malabsorción primaria de la fructosa está determinada genéticamente;
- la malabsorción secundaria de la fructosa es la consecuencia de la lesión de la mucosa del intestino delgado, por ejemplo por enfermedades como la celiaca (enteropatía inducida por el gluten) y enfermedades intestinales inflamatorias crónicas (enfermedad de Crohn). Estas enfermedades provocan una malabsorción temporal de la fructosa. Asimismo, después de infecciones gástricas y/o intestinales, tras un tratamiento antibiótico o con citostáticos, puede aparecer una intolerancia secundaria a la fructosa. Una vez regenerada la mucosa del intestino delgado, por lo general la fructosa vuelve a ser bien tolerada. Además, la malabsorción secundaria de la fructosa también puede ser una consecuencia pasajera de un consumo exagerado del edulcorante sorbitol.

En caso de duda realizar las pruebas correspondientes

El diagnóstico de malabsorción de la fructosa se realiza habitualmente mediante la determinación del hidrógeno del aire espirado y en ocasiones también del metano. La prueba se realiza en ayunas y tras una sobrecarga con 25 g de fructosa diluidos en 400 ml de agua. Las mediciones se realizan a intervalos de 30 minutos durante como mínimo 120 minutos.

El diagnóstico de malabsorción de la fructosa es seguro cuando el valor inicial aumenta por encima de 20 ppm (ppm = partes por millón = mg por kg). Si a pesar de un resultado no significativo persiste la duda sobre la existencia de una malabsorción de la fructosa, puede repetirse la prueba con 50 g de fructosa.

IMPORTANTE

No debe confundirse la malabsorción de la fructosa con la poco frecuente intolerancia hereditaria a la fructosa (IHF). En este caso se trata de un defecto enzimático del metabolismo de la fructosa que provoca la acumulación de productos de degradación tóxicos. Los síntomas de la intolerancia hereditaria a la fructosa (náuseas, vómitos, diarrea) aparecen con el primer contacto durante los primeros meses de vida. Este defecto enzimático hace necesaria una dieta estricta sin fructosa, para evitar la aparición de lesiones orgánicas graves.

En algunas personas, al realizar la sobrecarga de fructosa, también se estimulan las bacterias metanogénicas (p. ej. Methanobrevibacter). Este efecto puede ser tan intenso que la totalidad del hidrógeno producido es utilizado, por lo que no se detecta en el aire espirado (*non-H$_2$-producer*). La seguridad de la prueba puede aumentarse hasta el 100% si al mismo tiempo se determina el metano en el aire espirado.

INFORMACIÓN

La prueba de sobrecarga de fructosa también puede realizarse mediante la determinación del aumento de la glucemia. Un aumento de menos de 25 mg por 100 ml de sangre capilar indica la existencia de una malabsorción de la fructosa.

TRATAMIENTO ADECUADO DE LA MALABSORCIÓN DE LA FRUCTOSA

Incluso cuando el resultado de la prueba es positivo, es raro que deba restringirse totalmente el consumo de fructosa. La eliminación total de la fructosa de la dieta solo es necesaria en los raros casos de intolerancia hereditaria a la fructosa (véase recuadro pág. 29).

Los alimentos que contienen fructosa son beneficiosos para la salud y deben consumirse con regularidad, pero teniendo en cuenta la cantidad. Así pues, el principal objetivo terapéutico en un caso de malabsorción de la fructosa es determinar el grado personal de tolerancia a la misma para conseguir la ausencia total de sintomatología.

Al igual que en el caso de la intolerancia a la lactosa (véase pág. 4 ss.), la cantidad diaria recomendable de fructosa varía mucho de un individuo a otro dependiendo de la tolerancia de cada persona. Así, muchos adultos no presentan ningún síntoma si toman en cada comida un máximo de 10 g de fructosa. Así pues, la mayoría de los afectados tolera bien raciones de verdura de 200 g. Con algunas clases de verdura, el límite de los 10 g no se alcanza ni con 450 g de producto (p. ej. los espárragos).

> ### IMPORTANTE
>
> Como en otras intolerancias, en el camino hacia la salud necesita sobre todo tener persistencia y paciencia, ya que el intestino necesita tiempo para recuperarse. No obstante, debería observarse una primera mejoría de los síntomas y la eliminación paulatina de los mismos (véase pág. 27) en unos pocos días.

La cosa cambia mucho cuando hablamos de fruta, que puede contener gran cantidad de fructosa según el tipo. En las tablas de este libro se indica el contenido de fructosa por una ración habitual. En el caso de la fruta son 150 g. Así, por ejemplo, con 150 g de pera se sobrepasa ligeramente el límite de la tolerancia a la fructosa. Sin embargo, esta cantidad corresponde solo a una pieza pequeña de fruta y en muchos casos incluso solo a media pieza. Así pues, sobre todo al principio del tratamiento, es útil pesar los alimentos que contienen fructosa para evitar cometer errores al determinar las cantidades.

Fases del tratamiento

El tratamiento de la malabsorción de la fructosa se realiza en tres fases: fase de carencia, fase de prueba y tratamiento crónico. En muchas ocasiones, la eliminación prolongada de la fructosa de la dieta provoca una mayor sensibilidad, por lo que no es aconsejable.

Fase de carencia

La primera fase del tratamiento comprende un periodo de tiempo de dos a cuatro semanas y sirve para recuperarse. Durante este periodo, la dieta debe ser estrictamente pobre en fructosa (0,04 g/kg de peso corporal, lo que corresponde a 2,8 g por día para una persona de 70 kg) y a ser posible sin sorbitol. De esta manera desaparecen los síntomas y la flora intestinal puede regenerarse.

Algunos carbohidratos especiales pueden empeorar la intolerancia a la fructosa porque no son utilizados por el organismo humano. Entre ellos se encuentran los oligosacáridos como la estaquiosa (tetrasacárido) y la verbascosa (pentasacárido). Estos carbohidratos se encuentran en el puerro, la col y las legumbres. Es preferible renunciar a estos alimentos de difícil digestión durante la fase de carencia.

Así mismo, la fibra inulina, un polisacárido no digerible, también puede aumentar los síntomas. La inulina se encuentra entre otros en la chirivía, el salsifí, la aguaturma y la cebolla; como fibra prebiótica también se añade

IMPORTANTE

En aproximadamente el 25% de los afectados, la malabsorción de la fructosa se presenta conjuntamente con una intolerancia a la lactosa (véase pág. 4 ss.). Si la sintomatología persiste durante la fase de carencia, incluso con una dieta muy pobre en fructosa, es recomendable realizar una prueba adicional para descartar una posible intolerancia a la lactosa.

a algunos yogures. Como prevención, durante la fase de carencia debería evitar el consumo de productos con inulina, así como de edulcorantes similares como el isomalato, el maltitol, el manitol, el sorbitol y el xilitol.

Fase de prueba

Una vez desaparecida la sintomatología empieza la segunda fase del tratamiento: es el momento de determinar su límite personal de tolerancia a la fructosa. Para ello debe aumentar paulatinamente la cantidad de fructosa de su dieta; no obstante, empiece por alimentos pobres en fructosa, es decir, alimentos con un contenido de fructosa de como máximo 2,5 g por ración. Dado que la glucosa aumenta la absorción de la fructosa, al elegir los alimentos con fructosa también debe tener en cuenta la relación de la fructosa con respecto a la glucosa. Así pues, inicialmente elija conscientemente alimentos con un bajo contenido en fructosa y una buena relación fructosa-glucosa (fructosa:glucosa como mínimo 1:1; en la tabla que hay a partir de la página 39 encontrará las frutas correspondientes marcadas con *). Si estos alimentos no provocan síntomas, puede probar poco a poco alimentos con un contenido más elevado de fructosa.

Durante la fase de prueba también debería comprobar si es capaz de mantenerse sin síntomas al tomar alimentos con una relación fructosa-glucosa poco favorable añadiendo más glucosa (endulce p. ej. la uva espina con glucosa).

Según la tolerancia y la posible reaparición de la sintomatología, la fase de prueba puede durar más o menos tiempo. Por otra parte, la intolerancia a la fructosa puede variar individualmente en situaciones de estrés y según los ciclos hormonales.

Tratamiento crónico

La fase de prueba se sigue de la fase de tratamiento crónico. Su objetivo es conseguir la ausencia a ser posible permanente de síntomas:

- manténgase firme en la cantidad individual de fructosa que es capaz de tolerar;

- mejore la tolerancia de alimentos con una mala relación fructosa-glucosa añadiéndoles glucosa;
- evite el consumo de frutas secas y zumo de frutas;
- renuncie a las frutas que contienen sorbitol;
- también es mejor que se mantenga alejado de aquellos alimentos endulzados con fructosa o sorbitol;
- no consuma verduras de difícil digestión como la col, el puerro o la cebolla.

ALIMENTOS QUE CONTIENEN FRUCTOSA

La fructosa se encuentra en todas las frutas, zumos de fruta y frutas secas y, en pequeñas cantidades, también en verduras y cereales. La tolerancia a la fructosa es influida en parte por la glucosa presente paralelamente a la fructosa.

La tabla que se muestra a partir de la página 39 informa detalladamente sobre el contenido de fructosa y glucosa de los alimentos más habituales; las cantidades indicadas por ración habitual hacen más fácil encontrar el límite personal de tolerancia. Adicionalmente, en la tabla se indica siempre la relación entre la fructosa y la glucosa: cuanto más pequeño es el cociente, tanto mejor es la tolerancia del alimento. Puede endulzar las frutas con una mala relación fructosa-glucosa con glucosa, lo que con frecuencia aumenta la tolerancia individual.

De aquellos alimentos que en la tabla están marcados con una S se co-

INFORMACIÓN

La fructosa y el sorbitol se encuentran también como sustitutos del azúcar en los alimentos sin azúcar y en los productos para diabéticos. Se recomienda precaución cuando en el envase se encuentran los siguientes términos:

- azúcar de uva;
- azúcares naturales de frutas;
- sin azúcar: cuando encuentre esta indicación, asegúrese también de que no contiene sorbitol;
- aditivo E 420: corresponde al sorbitol.

noce su contenido en sorbitol. Dado que este alcohol del azúcar inhibe el sistema de transporte GLUT-5 (véase pág. 26 ss.), debería evitar en lo posible estos alimentos.

Si después de un éxito inicial del tratamiento los síntomas reaparecen, vuelva a empezar una nueva fase de carencia y determine otra vez desde el principio el valor individual de tolerancia.

IMPORTANTE

En el caso de los diabéticos insulinodependientes es imprescindible tener en cuenta la glucosa añadida en su cálculo UC/UP.
- 10-12 g glucosa = 1 UC/UP

Sorbitol

El sorbitol se produce de forma enzimática a partir de la glucosa y se añade a ciertos alimentos sin límite de cantidad máxima (*quantum satis*: la cantidad adecuada). Entre ellos se encuentran los postres, helados, golosinas y chicles hipocalóricos y sin azúcar. Además, el sorbitol se utiliza como sustancia de carga para aromas y vitaminas, por lo que se encuentra en medicamentos y productos cosméticos. No existe una cantidad máxima permitida. Sin embargo, no se puede añadir más cantidad de la necesaria para conseguir el efecto deseado.

Evitar el déficit de nutrientes

Con frecuencia, en las personas con malabsorción de la fructosa se produce un déficit de vitamina C, ácido fólico y zinc. Como consecuencia se ha observado una disminución en la capacidad de defensa frente a las infecciones, alteraciones de la concentración y estado de ánimo depresivo.

- prácticamente todas las frutas y verduras son buenas fuentes de vitamina C, entre las que podrá elegir dependiendo de su tolerancia personal;

Alimento	Ración en g	Sorbitol en g por ración
Fruta		
Manzana	150	0,77
Albaricoque	150	1,23
Pera	150	3,26
Fresas	150	0,05
Arándanos	150	0,01
Frambuesas	150	0,01
Melocotón	150	1,34
Ciruela	150	2,12
Uvas	150	0,3
Frutas en conserva		
Fresas (lata)	150	0,05
Frambuesas (lata)	150	0,02
Zumo y néctar		
Zumo de manzana	150	0,84
Zumo de bayas de saúco	150	0,03
Néctar de grosellas rojas	150	0,04
Néctar de grosellas negras	150	0,03
Frutas secas		
Manzana seca	20	0,51
Orejones de albaricoque	20	0,92
Dátiles secos	20	0,27
Orejones de melocotón	20	1,08
Ciruelas pasas	20	1,31
Uvas pasas	20	0,17

- el ácido fólico se encuentra en abundancia en la berenjena, las verduras de hoja verde, la coliflor, el brócoli, los champiñones, el hinojo, el pepino, las zanahorias, el pimiento, los rábanos rojos, la remolacha, los espárragos, los tomates y el maíz dulce. Aunque son buenas fuentes de ácido fólico, deberían evitarse la col y el puerro, de difícil digestión;

- el zinc se encuentra en los guisantes, la chirivía, las coles de Bruselas, las espinacas y las setas;
- los cereales integrales, los productos a base de cereales integrales y las patatas aportan al organismo ácido fólico y zinc; así pues, deberían incluirse regularmente en la dieta.

En caso de sospecha de otras intolerancias son válidas las recomendaciones sobre verduras tolerables de la página 67.

IMPORTANTE

El sorbitol se considera inofensivo, ya que no se ha establecido un valor ADI (Acceptable Daily Intake [Ingesta Diaria Aceptable]). Este valor determina la cantidad de una sustancia extra que hay en un alimento que una persona puede tomar diariamente durante toda su vida sin que su salud se vea perjudicada.

No obstante, el consumo en grandes cantidades puede provocar diarrea, dolor abdominal y meteorismo. Por este motivo, los alimentos cuya proporción de edulcorantes supera el diez por ciento llevan la advertencia «en caso de consumo excesivo puede provocar diarrea».

CONSEJOS PARA EL DÍA A DÍA

En caso de malabsorción de fructosa siga las reglas nutricionales básicas (véase pág. 62 ss.) y tenga en cuenta las siguientes recomendaciones:

- consuma preferiblemente productos naturales. De esta manera reduce al mínimo el riesgo de sobrecarga por fructosa o alcoholes del azúcar (sorbitol, isomaltol, lactitol, maltitol, manitol, xilitol) ocultos;
- Recurra solo a productos preparados o precocinados después de leer atentamente la lista de ingredientes del envase y si está completamente seguro de que el producto no contiene ningún tipo de aditivos de fructosa, jarabe de fructosa y/o sorbitol. En el recuadro de la página 34 encontrará los términos que deben disparar sus alarmas;
- a pesar de la malabsorción de la fructosa tome diariamente cinco raciones de frutas y verduras. Para mantener una buena tolerancia se re-

comienda repartirlas en tres o cuatro raciones de verduras y de una a dos raciones de frutas. Las verduras contienen fructosa solo en pequeñas cantidades, pero una gran variedad de vitaminas, minerales e ingredientes bioactivos importantes a los que no puede renunciar. Opte por la variedad y, a ser posible, adquiera productos de temporada.

Para evitar en lo posible los síntomas, elija para las raciones (1-2) diarias de fruta preferiblemente las frutas con bajo contenido en fructosa y una buena relación fructosa-glucosa (véase tabla a partir de la pág. 39). En todo caso, tenga en cuenta su límite personal de tolerancia de la fructosa y varíe en consecuencia la cantidad de fruta;

- para cubrir las necesidades diarias de líquidos, eche mano preferentemente del agua mineral con alto contenido en minerales. El agua mineral puede constituir una buena ayuda para el aporte de minerales, ya que la biodisponibilidad de los minerales del agua mineral es muy alta (80-90%). Un agua mineral puede considerarse rica en calcio cuando contiene más de 150 mg por litro. De forma orientativa, la recomendación de aporte diario de calcio es de 1.000 mg;

- con el fin de que el organismo pueda absorber mejor la fructosa, endulce los platos dulces con glucosa (véase pág. 33), por ejemplo en postres como la macedonia, las gachas y similares, así como en productos horneados como el pastel de frutas o el plum cake;

- al hornear tenga en cuenta que los pasteles que han sido endulzados con glucosa en lugar de con azúcar común quedan menos dulces. Además se tuestan más fácilmente y no suben tanto.

IMPORTANTE

La glucosa llega a la sangre con mayor rapidez que el azúcar común. Por esta razón, los diabéticos deberían comprobar imprescindiblemente qué cantidad de glucosa pueden utilizar como endulzante sin que su nivel de azúcar en sangre aumente por encima de 140 mg/100 ml después de comer (determinación 2 horas después de la comida).

FRUCTOSA Y GLUCOSA EN ALGUNOS ALIMENTOS

Alimento (parte comestible)	Ración g	Fructosa por ración g	Glucosa por ración g	Relación fructosa:glucosa	Información adicional
Cereales					
Cebada, descascarillada	30	0,03	0,03	01:01,0	•
Centeno	30	0,02	0,02	01:01,0	•
Germen de trigo	30	0,15	0,21	01:01,4	•
Harina de avena	30	0,01	0,02	01:02,3	•
Harina de trigo tipo 405	30	0,01	*	*	
Maíz	30	0,03	0,03	01:01,1	
Salvado de trigo	30	0,02	0,03	01:01,8	•
Trigo	30	0,01	*	*	
Productos horneados					
Pan de centeno integral	50	0,53	0,36	01:00,7	
Pan de centeno	50	0,19	0,26	01:01,4	•
Pan de Graham	50	0,37	0,5	01:01,4	•
Panecillos	50	0,11	0,08	01:00,8	
Fruta					
Acerola	150	2,19	1,8	01:00,8	
Albaricoque	150	1,31	2,6	01:02,0	• S
Arándano rojo	150	4,4	4,55	01:01,0	•
Arándano	150	5,03	3,71	01:00,7	S
Caqui	150	12	10,5	01:00,9	
Carambola	150	1,8	2,4	01:01,3	•
Cereza, cereza ácida	150	6,42	7,77	01:01,2	•
▪ cereza dulce	150	9,21	10,4	01:01,1	•
Ciruela claudia	150	5,51	7,44	01:01,4	•

* = sin lactosa/contenido de restos de lactosa inferior a 0,1 g por cada 100 g de producto

< = menos de

+ = trazas

Alimento (parte comestible)	Ración g	Fructosa por ración g	Glucosa por ración g	Relación fructosa:glucosa	Información adicional
Ciruela mirabelle	150	6,45	7,65	01:01,2	•
Ciruelas	150	3,02	5,04	01:01,7	• S
Frambuesa	150	3,08	2,69	01:00,9	S
Fresa	150	3,45	3,26	01:00,9	
Granada	150	11,85	10,8	01:00,9	
Grosella roja	150	3,74	3,02	01:00,8	
■ negra	150	4,61	3,53	01:00,8	
■ blanca	150	4,5	4,65	01:01,0	•
Guayaba	150	5,15	3,12	01:00,6	•
Higo chumbo	150	0,9	9,75	01:10,8	•
Kiwi	150	6,9	6,48	01:00,9	
Lichi	150	4,8	7,5	01:01,6	•
Lima	150	1,2	1,2	01:01,0	
Limón	150	2,03	2,1	01:01,0	•
Mandarina	150	1,95	2,55	01:01,3	•
Mango	150	3,9	1,28	01:00,3	
Manzana	150	8,61	3,05	01:00,4	S
Melocotón	150	1,85	1,55	01:00,8	S
Melón amarillo	150	1,95	0,93	01:00,5	
Melón cantalupo	150	1,95	2,4	01:01,2	
Mora	150	4,67	4,44	01:01,0	• S
Naranja	150	3,87	3,41	01:00,9	
Papaya	150	0,5	1,49	01:03,0	•
Pera	150	10,1	2,51	01:00,3	S
Piña	150	3,66	3,2	01:00,9	•
Plátano	150	5,1	5,33	01:01,0	•
Pomelo	150	3,15	3,57	01:01,1	•
Ruibarbo	150	0,58	0,61	01:01,0	•

• = la relación fructosa:glucosa es como mínimo 1:1

* = sin datos

S = se conocen datos sobre el contenido en sorbitol, véase también tabla página 36

Alimento (parte comestible)	Ración	Fructosa por ración	Glucosa por ración	Relación fructosa:glucosa	Información adicional
	g	g	g		
Sandía	150	5,88	3,03	01:00,5	
Uva	150	11,16	10,77	01:01,0	S
Uva espina	150	5	4,53	01:00,9	

Fruta en conserva

Arándanos (lata)	150	11,93	11,37	01:01,0	
▪ lata, sin azúcar añadido	150	3,26	2,4	01:00,7	
Arándanos rojos (lata)	150	30,83	31,35	01:01,0	•
Cerezas (tarro)	150	7,65	10,35	01:01,4	•
Compota de manzana	150	11,25	6,3	01:00,6	
Frambuesas (lata)	150	10,05	9,68	01:01,0	S
Fresas (lata)	150	9,75	9,75	01:01,0	• S
Melocotón (lata)	150	5,1	5,4	01:01,1	•
Piña (lata)	150	7,8	7,8	01:01,0	•

Zumo y néctar

Mosto	150	12,45	12,15	01:01,0	
Néctar de grosellas rojas	150	4,31	3,99	01:00,9	S
▪ negras	150	6,98	6,83	01:01,0	S
Zumo de arándanos, recién exprimido	150	4,62	3,6	01:00,8	
Zumo de bayas de saúco	150	*	*	*	S
Zumo de cerezas ácidas, recién exprimido	150	7,95	9,75	01:01,2	•
Zumo de grosellas, rojas	150	4,31	*	*	
▪ negras	150	4,61	*	*	
Zumo de limón	150	1,55	1,5	01:01,0	
Zumo de mandarina, fresco	150	4,53	2,33	01:00,5	
Zumo de manzana	150	9,6	3,6	01:00,4	S

• = la relación fructosa:glucosa es como mínimo 1:1
* = sin datos
S = se conocen datos sobre el contenido en sorbitol, véase también tabla página 36

Alimento (parte comestible)	Ración	Fructosa por ración	Glucosa por ración	Relación fructosa:glucosa	Información adicional
	g	g	g		
Zumo de maracuyá, recién exprimido	150	4,71	5,66	01:01,2	•
Zumo de naranja, fresco	150	4,2	3,45	01:00,8	
▪ industrial	150	3,9	3,75	01:01,0	
Zumo de piña	150	5,42	5,28	01:01,0	•
Zumo de pomelo	150	6,3	6,45	01:01,0	•
▪ recién exprimido	150	3,45	3,6	01:01,0	•

Frutas secas

	Ración	Fructosa por ración	Glucosa por ración	Relación fructosa:glucosa	Información adicional
Ciruelas pasas	20	1,87	3,13	01:01,7	• S
Dátiles secos	20	4,98	5	01:01,0	• S
Higos secos	20	4,7	5,14	01:01,1	•
Manzana seca	20	5,72	2,02	01:00,4	S
Orejón de albaricoque	20	0,98	1,94	01:02,0	• S
Orejones de melocotón	20	1,5	1,25	01:00,8	S
Uvas pasas	20	6,32	6,24	01:01,0	S

Verduras

	Ración	Fructosa por ración	Glucosa por ración	Relación fructosa:glucosa	Información adicional
Acelga	200	0,54	0,42	01:00,8	
Achicoria	200	1,37	2,24	01:01,6	•
Aguacate	200	0,4	0,2	01:00,5	
Aguaturma	200	0,33	0,37	01:01,1	•
Alcachofa	200	3,46	1,52	01:00,4	
Apio	200	0,2	*	*	
Apionabo	200	3,42	*	*	
Berenjena	200	2,06	2,08	01:01,0	•
Boniato	200	1,31	1,57	01:01,2	•
Brócoli	200	2,08	1,88	01:00,9	
▪ cocido y escurrido	200	1,6	1,5	01:00,9	

• = la relación fructosa:glucosa es como mínimo 1:1
* = sin datos
S = se conocen datos sobre el contenido en sorbitol, véase también tabla página 36

Alimento (parte comestible)	Ración	Fructosa por ración	Glucosa por ración	Relación fructosa:glucosa	Información adicional
	g	g	g		
Brotes de bambú	200	0,82	0,7	01:00,8	
Calabacín	200	2,04	1,81	01:00,9	
Calabaza	200	2,64	3,02	01:01,1	•
Canónigos	200	0,4	0,94	01:02,4	•
Cebolla	200	2,68	3,26	01:01,2	•
Cebollino	200	1,52	1,3	01:00,9	
Col blanca	200	3,52	4,04	01:01,1	•
Col china	200	1,29	1,01	01:00,8	
Col de Bruselas	200	1,58	1,76	01:01,1	•
▪ cocida y escurrida	200	1,08	1,02	01:00,9	
Col de Saboya	200	1,8	1,62	01:00,9	
Col lombarda	200	2,56	3,36	01:01,3	•
Col verde	200	1,84	1,24	01:00,7	
Coliflor	200	1,79	1,91	01:01,1	•
▪ cocida y escurrida	200	1,52	1,76	01:01,2	•
Colirrábano	200	2,40	2,78	01:01,1	•
Endivia	200	0,32	0,14	01:00,4	
Espárrago	200	1,99	1,61	01:00,8	
Espinacas	200	0,26	0,26	01:01,0	•
▪ cocidas y escurridas	200	0,18	0,2	01:01,1	•
Guisantes	200	0,13	0,18	01:01,4	•
Hinojo	200	2,12	2,52	01:01,2	•
Judía verde	200	2,62	1,92	01:00,7	
Lechuga	200	1,06	0,81	01:00,8	
Maíz dulce	200	0,75	1,24	01:01,7	•
Patata	200	0,34	0,48	01:01,4	•
Pepino	200	1,73	1,79	01:01,0	•
Perejil, hoja	20	0,06	0,11	01:01,7	•

• = la relación fructosa:glucosa es como mínimo 1:1
* = sin datos
S = se conocen datos sobre el contenido en sorbitol, véase también tabla página 36

Alimento (parte comestible)	Ración g	Fructosa por ración g	Glucosa por ración g	Relación fructosa:glucosa	Información adicional
Pimiento	200	2,5	2,76	01:01,1	•
Puerro	200	2,46	1,88	01:00,8	
Rábano	200	1,21	2,32	01:01,9	•
Rábano blanco	200	3,02	3,84	01:01,3	•
Rábano picante	20	0,03	0,28	01:10,8	•
Rábano rojo	200	1,43	2,58	01:01,8	•
Raíz de perejil	20	0,13	0,11	01:00,8	
Remolacha	200	0,5	0,55	01:01,1	•
Salsifí	200	0,14	0,01	01:00,0	
▪ cocido y escurrido	200	3,86	0,14	01:00,0	
Sauerkraut (col agria), escurrida	200	0,42	0,84	01:02,0	•
Tomate	200	2,72	2,16	01:00,8	
Zanahoria	200	2,62	2,8	01:01,1	•
▪ cocida y escurrida	200	1,88	2,12	01:01,1	•

Verduras en conserva y zumos de verduras

Espárragos (lata)	200	1,16	0,56	01:00,5	
Guisantes (lata)	200	0,07	0,07	01:01,1	•
Tomates (lata)	200	2,5	2,4	01:01,0	
Zumo de tomate	200	3,02	2,62	01:00,9	

Setas

Boletus	200	0,52	0,54	01:01,0	•
Champiñón	200	0,43	0,41	01:01,0	
Rebozuelo	200	0,14	1,9	01:13,6	•

Legumbres, semillas secas

Frijol	75	0,27	0,14	01:00,5	

• = la relación fructosa:glucosa es como mínimo 1:1
• = sin datos
S = se conocen datos sobre el contenido en sorbitol, véase también tabla página 36

Alimento (parte comestible)	Ración g	Fructosa por ración g	Glucosa por ración g	Relación fructosa:glucosa	Información adicional
Garbanzos	75	0,07	0,07	01:01,0	•
Judías blancas	75	+	+	01:01	
Judías mungo	75	*	0,48	*	
Lentejas	75	0,38	0,05	01:00,1	
Soja	75	*	0,004	*	

Miel y mermeladas

Compota de ciruelas	20	3,25	3,54	01:01,1	•
Crema de azúcar invertido (miel artificial)	20	7,22	8,22	01:01,1	•
Jalea de frambuesa	20	3,64	3,76	01:01,0	•
■ mermelada	20	2,76	3,31	01:01,2	•
Jalea de grosella roja	20	2,82	3,94	01:01,4	•
■ mermelada	20	3,19	3,56	01:01,1	
Jalea de manzana	20	5,42	5,22	01:01,0	
Jalea de membrillo	20	3,54	3,52	01:01,0	
Mermelada de albaricoque	20	2,69	3,47	01:01,3	•
Mermelada de arándanos	20	1,78	2,44	01:01,4	•
Mermelada de cereza	20	4,34	5,57	01:01,3	•
Mermelada de escaramujo	20	3,98	4,48	01:01,1	•
Mermelada de fresa	20	3,73	4,38	01:01,2	•
Mermelada de mora	20	4,02	4,4	01:01,1	•
Mermelada de naranja	20	3,07	3,48	01:01,1	•
Miel	20	7,76	6,78	01:00,9	

Bebidas alcohólicas

Cerveza de trigo	330	0,04	0,07	01:01,9	•
Vino blanco, calidad media	200	0,82	0,76	01:00,9	
Vino tinto, calidad baja	200	0,5	0,62	1 :1,24	•

• = la relación fructosa:glucosa es como mínimo 1:1
* = sin datos
S = se conocen datos sobre el contenido en sorbitol, véase también tabla página 36

HISTAMINA

¿QUÉ ES LA HISTAMINA?

Desde el punto de vista químico, la histamina (del griego *histos*: tejido) forma parte de las aminas biogénicas, formadas por acción enzimática en el metabolismo de los aminoácidos, y representan, entre otros, un precursor de las hormonas. No obstante, el organismo también necesita las aminas como componentes para la síntesis de coenzimas o vitaminas. La histamina se forma a partir del aminoácido histidina, resultante de la descomposición y modificación de las proteínas. Se fabrica en el organismo, se almacena en los mastocitos y se libera cuando se necesita. Está presente de forma natural en prácticamente todos los alimentos.

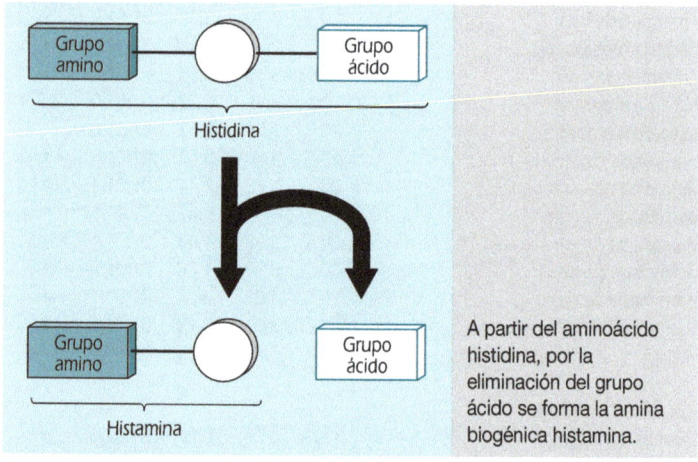

A partir del aminoácido histidina, por la eliminación del grupo ácido se forma la amina biogénica histamina.

En el organismo humano, la histamina actúa como hormona tisular y como neurotransmisor (sustancia que transmite una información de una célula a la siguiente) con distintas funciones reguladoras:

- efecto vasodilatador;
- disminución de la presión arterial;
- contracción de la musculatura lisa de bronquios y útero;
- aumento de la peristalsis intestinal;
- estimulación de la reacción del ácido clorhídrico en el estómago;
- actúa como mediador más importante en los procesos inflamatorios.

Si el contenido de histamina del organismo sube de manera importante porque ingiere gran cantidad de alimentos ricos en la misma, se produce un excedente de histamina. Las personas sanas son capaces de deshacerse rápidamente de este mediante la acción de las enzimas diaminooxidasa (DAO) y N-metiltransferasa. En las personas con intolerancia a la histamina, este proceso está limitado en mayor o menor grado.

INFORMACIÓN

La histamina también es liberada en las reacciones alérgicas y es la responsable de los síntomas típicos de la alergia como la congestión nasal en la alergia al polen o el habón pruriginoso tras la picadura de un mosquito. Como síntomas alérgicos molestos y parcialmente peligrosos como consecuencia de una sobrecarga de histamina pueden aparecer:

- enrojecimiento cutáneo;
- picor;
- formación de habones;
- trastornos de la sensibilidad cutánea;
- náuseas hasta llegar al vómito;
- espasmos gástricos;
- diarrea;
- taquicardia;
- vértigos;
- congestión nasal y moqueo;
- asma;
- dolor de cabeza y migrañas.

DIAGNÓSTICO DE LA INTOLERANCIA A LA HISTAMINA

La intolerancia a la lactosa indica la existencia de un desequilibrio entre la histamina y las enzimas que la descomponen, sobre todo la diaminooxidasa (DAO) de la mucosa del intestino delgado. Este desequilibrio puede estar provocado por distintos factores. Así, la intolerancia primaria o congénita a la histamina está causada por un defecto enzimático determinado genéticamente que cursa con una producción enzimática insuficiente. Otras causas de intolerancia a la histamina son:

- la inhibición de la DAO por determinados medicamentos (véase pág. 54);
- el aumento de la acción histamínica por el alcohol; este disminuye la actividad enzimática de la DAO, aumenta la absorción de la histamina y la liberación de la misma.

INFORMACIÓN

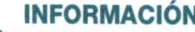

Como síntomas de la intolerancia a la histamina pueden aparecer:

- picor;
- erupciones cutáneas;
- enrojecimiento cutáneo;
- urticaria;
- edema cutáneo (edema de Quincke, angioedema);
- rinitis;
- obstrucción bronquial;
- asma;
- tos;
- síntomas gastrointestinales;

- dolor de cabeza hasta llegar a la migraña;
- hipotensión arterial;
- alteraciones del ritmo cardíaco;
- síntomas menstruales, sobre todo al inicio de la regla;
- cansancio;
- también se discute el mareo del viajero como síntoma de una intolerancia a la histamina.

Aunque muchos de los síntomas citados hacen pensar en una reacción alérgica, faltan los anticuerpos IgE específicos. Por este motivo, la intolerancia a la histamina también es conocida como pseudoalergia.

- una disminución pasajera de la producción enzimática de la mucosa del intestino delgado a causa de alguna enfermedad inflamatoria intestinal, ya que la enzima que descompone la histamina, la DAO, se localiza principalmente en la mucosa intestinal. Una vez la mucosa del intestino delgado se ha regenerado, por regla general la histamina vuelve a ser bien tolerada.

- el consumo de alimentos ricos en histamina (véase tabla a partir de la página 57).
- el consumo de liberadores de la histamina que liberan la histamina inactiva (véase pág. 53).
- el consumo de otras aminas biogénicas como la tiramina, las cuales compiten con la histamina por la enzima DAO; de esta manera la histamina no puede descomponerse suficientemente.

¿Existe algún diagnóstico de laboratorio fiable?

En la actualidad, los procedimientos de laboratorio para determinar la actividad de la DAO, la concentración de histamina o el nivel de vitamina B_6 y vitamina C no son definitivos. Así pues, la forma más segura sigue siendo la «dieta de eliminación de la histamina» que consiste en que durante un periodo de tiempo de cuatro semanas renuncie por completo a todos los alimentos y bebidas ricos en histamina y que liberan histamina. Por regla general, con esta dieta se consigue en pocos días una clara mejoría de los síntomas.

TRATAR CON ÉXITO LA INTOLERANCIA A LA HISTAMINA

Las principales medidas en el tratamiento de la intolerancia a la histamina son:

- una dieta de base pobre en histamina;
- evitar los liberadores de histamina, es decir, los alimentos capaces de provocar la liberación de histamina (véase pág. 53);
- evitar las bebidas alcohólicas;
- la utilización en caso necesario de antihistamínicos antes de las comidas (véase recuadro anterior);
- la administración de vitamina B_6, vitamina C, manganeso y zinc a dosis terapéuticas, pero siempre bajo supervisión médica;
- evitar los medicamentos que liberan la histamina y/o inhiben la DAO (véase pág. 54).

Es imposible eliminar por completo las aminas biogénicas de la dieta; y la terapia nutricional tampoco lo pretende. Por el contrario, el objetivo del tratamiento es reducir la ingesta de alimentos ricos en histamina y alimentos liberadores de histamina hasta el límite individual de tolerancia. Según el grado de intolerancia a la histamina, los afectados, como en muchas otras intolerancias, toleran cantidades diarias variables de la misma. En las personas sensibles a la histamina, con solo 0,015-0,030 mg pueden aparecer síntomas, mientras que en otras personas este valor puede ser muy superior. Así pues, en el caso de la intolerancia a la histamina también es importante establecer el límite personal de tolerancia.

IMPORTANTE

Los antihistamínicos, denominados también con frecuencia antialérgicos, inhiben los desagradables efectos de la histamina. Los antihistamínicos del tipo bloqueante de los receptores H1 son especialmente adecuados para reducir a corto plazo los síntomas indeseados. Estos bloquean los lugares de unión de la histamina e inhiben sus efectos. Los bloqueantes de los receptores H1 actúan sobre síntomas como el moqueo, los síntomas asmáticos, los síntomas cutáneos, la sensación vertiginosa y el dolor de cabeza. En el caso de los síntomas del tracto gastrointestinal, los bloqueantes de los receptores H2 o los estabilizadores de los mastocitos como el ácido cromoglicínico pueden ser de ayuda.

Tres fases

El tratamiento de la intolerancia a la histamina se realiza en tres fases. La primera debería tener una duración de entre cuatro y seis semanas y empezar con las siguientes medidas:

- coma y beba en todo momento una dieta pobre en histamina y elija alimentos frescos, almacenados poco tiempo y no fermentados;
- renuncie de manera estricta a todos los alimentos liberadores de histamina (véase pág. 53);

- no consuma ningún tipo de bebida alcohólica;
- siempre que sea posible, evite todos aquellos medicamentos que inhiben la DAO (véase pág. 54). Es imprescindible que hable sobre este punto con su médico.

Una vez han desaparecido todos los síntomas empieza la segunda fase, durante la cual buscará su límite individual de tolerancia de la histamina:
- en un primer momento, consuma solo alimentos con bajo contenido en histamina; aumente la cantidad muy despacio;
- consuma los alimentos que contienen histamina repartidos a lo largo del día; evite tomar grandes cantidades de histamina en una sola comida.

INFORMACIÓN

Las altas concentraciones de histamina son tóxicas para cualquier persona: el límite crítico se sitúa entre los 100 y los 225 mg/kg. Dosis únicas de 75 mg también pueden desencadenar síntomas indeseados de manera inmediata o pasado un tiempo.

Sin embargo, no existe una cantidad máxima establecida por ley para la histamina, excepto en el caso de los productos del pescado. La ley europea 2073/2005 sobre Criterios Microbiológicos para los Alimentos establece para determinados tipos de pescado un contenido máximo de histamina de 400 mg/kg. En EE.UU. se considera que existe riesgo para la salud con 50 mg de histamina en 100 g de pescado. En Suiza y Austria el límite máximo recomendado de histamina en el vino se sitúa en los 10 mg/l, Francia recomienda 8 mg/l y Alemania 2 mg/l.

La tercera fase empieza en cuanto esté seguro de la cantidad de histamina diaria que tolera bien:
- hable con su médico de la posibilidad de tomar preparados antihistamínicos (bloqueantes de los receptores H1 y eventualmente también bloqueantes de los receptores H2), antes de tomar una comida que contiene histamina;

- pruebe si su organismo responde bien a los preparados enzimáticos de DAO (véase recuadro anterior): de esta manera podrá evitar los síntomas incluso aunque en alguna ocasión no pueda mantenerse en los límites tolerables de histamina;
- intente seguir el mismo principio con los alimentos potencialmente liberadores de histamina.

INFORMACIÓN

Inmediatamente antes de cada comida tome de una a dos cápsulas (dependiendo del fabricante) de preparado enzimático de DAO con un poco de líquido. Trague las cápsulas sin masticarlas. Si le resulta difícil, también puede abrir las cápsulas y tomar su contenido sin masticarlo con abundante líquido.

ALIMENTOS QUE CONTIENEN HISTAMINA

La histamina está presente en prácticamente todos los alimentos, aunque generalmente solo en pequeñas cantidades. La alta concentración de histamina en un alimento se produce básicamente por la fermentación y la maduración. Así pues, el queso madurado, la col fermentada, el vino, la cerveza, el vinagre y la salsa de soja son fuentes importantes de histamina. Además de la histamina, existen otras aminas biogénicas que desencadenan síntomas o aumentan los síntomas provocados por la intolerancia a la histamina al competir con esta por la enzima que la descompone (véase pág. 48).

La tabla que se muestra a partir de la página 57 le informa sobre el contenido de aminas biogénicas en una ración habitual de alimento.

IMPORTANTE

Déjese guiar por su olfato: adquiera solo pescados, mariscos y carnes muy frescos y en ningún caso los consuma si nota un olor desagradable. El contenido en histamina aumenta con el tiempo y el almacenamiento.

Liberadores de la histamina

Algunos alimentos y aditivos alimentarios pueden liberar histamina inespecífica. Por este motivo son conocidos como liberadores de histamina. En caso de intolerancia a la histamina, debería evitarse este tipo de alimentos –sobre todo al inicio del tratamiento–. Al conseguir la desaparición de todos los síntomas puede probar paso a paso qué liberadores potenciales de histamina puede tolerar.

Pruebe siempre un único alimento o un aditivo alimentario cada dos días:

- chocolate;
- cacao;
- tomates;
- fresas;
- cítricos;
- piña;
- papaya;
- mango;
- alforfón y productos derivados;
- clara de huevo (no la yema);
- crustáceos;
- frutos secos (sobre todo rancios);
- pipas de girasol;
- bebidas alcohólicas;
- vinagre;
- mostaza;
- conservantes: benzoatos y éster-PHB (E221-8);
- colorantes: E100-4, E120, E123, E127;
- potenciadores del sabor: ácido glutámico y glutamato (E620-5).

CONSEJOS PARA EL DÍA A DÍA

Aunque padezca una intolerancia a la histamina, debe seguir las diez reglas nutricionales básicas (véase pág. 62 ss.) para una dieta variada y equilibrada, ya que existe la sospecha de que un déficit sobre todo de las vitaminas B_6, C y ácido fólico, así como de los oligoelementos cobre y zinc, aumenta la intolerancia a la histamina. Además, en nutrición debería seguirse una regla básica: cuanto más fresco mejor.

- consuma básicamente alimentos frescos; son pobres en histamina. El almacenamiento prolongado y el aumento del grado de maduración provocan un aumento claro del contenido en histamina. Lo mismo ocurre con los alimentos vegetales fermentados como el *sauerkraut* (col agria);

Sustancia activa del medicamento	Acción
acemitacina	antirreumático
acriflavina	antiséptico
ambroxol	mucolítico
amitriptilina	antidepresivo
quinidina	antiarrítmico
cloroquina	antirreumático
cimetidina	tratamiento de la úlcera gástrica
ácido clavulánico	antibiótico
diazepam	tranquilizante
dihidralazina	antihipertensivo
framicetina	antibiótico
furosemida	diurético
haloperidol	neuroléptico
isoniazida	antituberculoso
metamizol	analgésico
metoclopramida	fármaco gastrointestinal
pancuronio	relajante muscular
teofilina	antiasmático
verapamil	fármaco cardiocirculatorio

- fíese de su nariz: ponga especial atención en el caso del pescado y el marisco. Ante la más pequeña alteración sensorial debe sospechar una alta concentración de histamina y otras aminas biogénicas;

- vigile la higiene en el almacenamiento y preparación de los alimentos, ya que la histamina se produce mediante procesos bacterianos. Con frecuencia, el contenido elevado de histamina se debe a unas condiciones higiénicas insuficientes;

- evite el consumo simultáneo de alimentos que contienen histamina y alcohol; este aumenta la permeabilidad de la mucosa intestinal;

- tenga en cuenta que el organismo absorbe con especial rapidez la histamina contenida en los líquidos;

- evite los alimentos y aditivos con capacidad de liberar la histamina;
- vigile que el aporte de micronutrientes sea adecuado: procúrese sobre todo un aporte suficiente de vitamina B_6, ácido fólico y vitamina C, así como de los oligoelementos zinc y cobre (véase tabla pág. 56). Las mejores fuentes de estos son:

Vitamina B_6
- cereales integrales;
- patatas;
- verduras y legumbres;
- fruta (manzana, plátano, naranja, higo, bayas de saúco y de espino amarillo);
- frutos secos y semillas (pipas de calabaza, sésamo, pipas de girasol, nueces);
- pescado;
- aves, carne magra y menudillos.

Vitamina C (ácido ascórbico)
- patatas;
- verduras y fruta.

Ácido fólico
- cereales integrales;
- fruta (p. ej. fresas, frambuesas, melón amarillo, cerezas, mango, naranja, sandía, uva);
- verduras y legumbres;
- cacahuetes;
- menudillos.

Zinc
- cereales integrales;
- verduras;

- cacahuetes y nuez de Brasil;
- queso;
- pescado;
- aves, carne y menudillos.

Cobre

- cereales integrales;
- patatas;
- fruta (albaricoque, melocotón y bayas);
- verduras;
- frutos secos;
- queso;
- pescado;
- aves, carne y menudillos.

Aporte diario recomendado de vitamina B_6, ácido fólico, vitamina C, cobre y zinc

Aporte diario recomendado	Vitamina B_6	Ácido fólico	Vitamina C	Zinc	Cobre
Mujeres	1,2 mg	0,4 mg	100 mg	7 mg	1 hasta 1,5 mg
Hombres	1,2 mg	0,4 mg	100 mg	10 mg	1 hasta 1,5 mg

AMINAS BIOGÉNICAS EN ALGUNOS ALIMENTOS

Alimento (parte comestible)	Ración	Histamina por ración	Tiamina por ración	Otras aminas biogénicas por ración
	g	mg	mg	mg
Cereales				
Harina de trigo tipo 405	30	0,1	*	*
Fruta				
Higo	150	*	*	1,9
Naranja	150	*	1,5	0,2
Papaya	150	*	*	1,5-3
Piña	150	*	*	3
Plátano	150	*	1,1	124,7
Uva	150	*	*	1,4-2,5
Zumo de fruta				
Mosto	150	*	*	0,4-0,6
Zumo de maracuyá, recién exprimido	150	*	*	1,5-6
Zumo de piña	150	*	*	
Fruta seca				
Dátil seco	20	*	*	0,2
Verdura				
Aguacate	200	*	*	6,6
Sauerkraut (col agria), escurrida	200	13,9	4	*
Productos lácteos				
Nata agria	20	0,002	0,028	*
Nata, 30% materia grasa	20	0,002	0,034	*
* = sin datos				

Alimento (parte comestible)	Ración	Histamina por ración	Tiamina por ración	Otras aminas biogénicas por ración
	g	mg	mg	mg
Suero de mantequilla	200	0,02	0,44	*
Yogur, 3,5% materia grasa	150	0,03	0,195	*

Queso

Appenzeller, 20% materia grasa e.s.	30	4,5	1,6	1,7
▪ 50% materia grasa e.s.	30	5,1	1,7	0,6
Brie, 50% materia grasa e.s.	30	*	hasta 7,8	*
Camembert, 60% materia grasa e.s.	30	0-14,4	0,6-60	0,6-2,1
Chester (cheddar), 50% materia grasa e.s.	30	0,4-1,7	1,7-33,6	0,9-40,9
Edam, 30% materia grasa e.s.	30	*	9,3	*
▪ 45% materia grasa e.s.	30	*	9,3	*
Emmental, 45% materia grasa e.s.	30	0,1-75	0,2-8,4	hasta 9,2
Gouda, 45% materia grasa e.s.	30	1,1-5,4	0,6-20,1	1,4-5,3
Parmesano	30	0-17,4	0,12-8,7	*
Provolone	30	*	*	0,9-12
Quark, 20% materia grasa e.s.	30	0-0,027	0,03-0,24	*
▪ 40% materia grasa e.s.	30	hasta 0,027	0,03-0,24	*
Queso de montaña	30	hasta 0,04	*	*
Queso de oveja	30	hasta 1,83	*	*
Queso harzer	30	11,7	0	*
Roquefort	30	0,3-5,04	0,81-33	2,6-3,8
Tilsiter, 45% materia grasa e.s.	30	1,65	*	*

Carne, aves y menudillos

Cerdo, fresco	100	hasta 4,5	*	*
Hígado de ternera	100	6,5	*	*

* = sin datos

Alimento (parte comestible)	Ración	Histamina por ración	Tiamina por ración	Otras aminas biogénicas por ración
	g	mg	mg	mg
Pavo	100	hasta 0,3	*	*
Pollo	100	hasta 12	*	*
Ternera	100	hasta 0,9	*	*

Productos cárnicos y de charcutería

Bratwurst	30	0,18	*	*
Cervela	30	hasta 2,88	*	*
Ensalada de carne	30	hasta 9,3	*	*
Jamón	30	hasta 4,77	*	*
Paté de hígado, grueso	30	0,12	*	*
Salami	30	hasta 13,5	*	*

Pescado y marisco

Arenque	100	35	*	*
Arenque ahumado en salazón	100	2	*	*
Atún congelado	100	hasta 8	*	*
Atún	100	*	*	hasta 0,7
Bacalao	100	hasta 7,7	*	hasta 5,2
Bacalao congelado	100	hasta 6	*	*
Boquerón, fresco	100	17,6	*	*
Caballa	100	hasta 0,032	*	*
Calamar	100	0,2	*	*
Carbonero	100	0,1	*	*
Espadín	100	hasta 700	*	*
Gallina de mar	100	33,3	*	*
Gallineta nórdica	100	0,7	*	hasta 5
Gamba	100	*	*	0,3
Halibut blanco	100	*	*	hasta 0,2
Lenguado	100	1,2	*	*

* = sin datos

Alimento (parte comestible)	Ración	Histamina por ración	Tamina por ración	Otras aminas biogénicas por ración
	g	mg	mg	mg
Merluza congelada	100	hasta 2	*	*
Rubio colorado	100	0,7	*	hasta 5
Sardina	100	hasta 150	*	*
Solla	100	0,01	*	hasta 3
Trucha	100	33,3	*	*

Conservas de pescado

Anchoas (lata)	30	37,5	*	*
Arenque en salazón y ahumado	30	hasta 90	*	*
Arenque en salsa de tomate	30	0,2	*	*
Atún (lata)	30	bis 19,2	*	*
Boquerones (lata)	30	hasta 5,3	*	*
Caballa (lata)	30	hasta 8,6	*	*
▪ ahumada	30	hasta 17,3	*	*
Ensalada de arenques	30	hasta 42,9	*	*
Paté de cangrejo	30	0,2	*	*

Vino tinto

Alemania	200	0,42	*	*
Alta calidad	200	hasta 3	hasta 4	hasta 0,6
América	200	1,46	*	*
Austria	200	0,80-1,48	*	*
Baja calidad	200	hasta 3	hasta 4	0,14-6,4
Canadá	200	0,74	*	*
España	200	1,16	*	*
▪ Rioja	200	0,32-2,12	*	*
Francia/Burdeos	200	0,98	*	*
▪ Borgoña	200	1,94	*	*
Hungría	200	0,98-1,32	*	*

* = sin datos

Alimento (parte comestible)	Ración	Histamina por ración	Tiamina por ración	Otras aminas biogénicas por ración
	g	mg	mg	mg
Italia/Chianti	200	0,04-0,82	*	*
Portugal	200	0,24	*	*

Vino blanco

Alemania	200	0,74	*	*
▪ Riesling	200	0,12	*	*
América	200	0,72	*	*
Calidad media	200	0,06-1	hasta 0,6	hasta 1,82
Champán	200	2,16	*	*
Francia	200	0,88	*	*
Hungría	200	0,48-0,64	*	*

Vino espumoso

Henkel brut	100	0,01	*	*
Pommery	100	0,07	*	*
Vino espumoso blanco	100	0,51-0,78	*	*
Vino espumoso MM	100	0,01	*	*

Cerveza

Cerveza de trigo	333	0,03	*	*
▪ clara	333	0,1	*	*
Cerveza sin alcohol	333	0,03	0,4	*
Cerveza, de distintos tipos	333	0,07-9,99	*	*
Pilsen, Lager	333	0,03	0,47	*

Diversos licores

Oporto/Jerez	20	0,004-0,11	*	*
Sake	20	0,02-0,04	*	*

* = sin datos

BEBER Y COMER CORRECTAMENTE

Sobre la base de los actuales conocimientos científicos se ha enunciado una lista de diez puntos que puede ayudar a mantener o recuperar la salud. Estas directrices también deben seguirse en caso de padecer alguna de las intolerancias arriba descritas. Lo que hay que tener en cuenta según cada cuadro sintomático individual lo encontrará en el capítulo correspondiente.

1. DIETA VARIADA

Disfrute de la variedad de alimentos: lo que caracteriza a una dieta equilibrada es la variedad, la combinación adecuada de los alimentos y una cantidad adecuada de alimentos ricos en nutrientes y bajos en calorías.

2. VARIAS VECES AL DÍA CEREALES Y PATATAS EN ABUNDANCIA

El pan, la pasta, el arroz y los cereales integrales, al igual que la patata, no contienen grasas pero son ricos en vitaminas, minerales y oligoelementos, así como en fibra y sustancias vegetales secundarias. Los carbohidratos de estos productos producen una saciedad prolongada y, al contrario que los carbohidratos simples, tienen una acción reguladora del nivel de glucemia. Debido a que la liberación de sus azúcares se produce de manera lenta se evitan los picos de glucemia y, de esta manera, los ataques de hambre canina. Así pues, a ser posible incluya en cada comida hidratos de carbono de alto valor biológico combinados con ingredientes pobres en grasas.

3. VERDURAS Y FRUTA: CINCO RACIONES AL DÍA

En la dieta deberían incluirse cinco raciones diarias de fruta y verdura, a ser posible frescas y de temporada, crudas o cocidas brevemente. Coma diariamente tres raciones de verdura, ensalada, alimentos crudos y dos raciones de fruta: una de ellas puede sustituirla por un vaso de zumo 100% de frutas o verduras.

4. PROTEÍNA ANIMAL CON MODERACIÓN

Diariamente, en total, de tres a cuatro raciones de leche, productos lácteos y queso; de una a dos veces por semana pescado y carne; y embutidos y huevos solo con moderación: la persona que come así aporta a su organismo nutrientes importantes como el calcio de la leche o el yodo, el selenio y los ácidos omega-3 del pescado. Debido a su alto contenido en hierro disponible y vitaminas B_1, B_6 y B_{12} la carne es aconsejable, aunque son suficientes 300-600 g a la semana. Elija preferentemente productos magros (pobres en grasa), sobre todo en el caso de los productos cárnicos y lácteos.

5. POCA GRASA

Dado que la grasa es especialmente calórica, puede favorecer la aparición de sobrepeso. Un exceso de ácidos grasos saturados de origen animal, aunque también de las grasas del coco y la palma, aumentan el nivel de colesterol y, consecuentemente, el riesgo de trastornos del metabolismo lipídico. No obstante, esto no significa que deba renunciar completamente a las grasas, aunque son suficientes en total 60-80 g diarios. Alrededor de la mitad de estas deberían ser aceites vegetales de alto valor nutritivo (p. ej. aceite de oliva y de soja). Estos aportan ácidos grasos que el organismo no es capaz de producir. Por otra parte, el organismo necesita poder disponer de grasa y vitaminas liposolubles.

Pero no se fije solo en la grasa visible, sino también en la oculta, la cual se encuentra principalmente en los productos cárnicos y lácteos, los productos horneados y dulces, así como en la comida rápida y los productos preparados.

6. DULCE Y SALADO CON PRUDENCIA

Tome azúcar y alimentos o bebidas endulzados con distintos tipos de azúcares (p. ej. jarabe de glucosa) solo de vez en cuando. Los zumos puros de fruta y los batidos de fruta conservan muchas vitaminas, pero debido a su elevado contenido en fructosa no deberían utilizarse para apagar la sed.

En el caso de la sal también debe consumirse con moderación, ya que demasiada sal aumenta la presión arterial. Para condimentar los platos utilice en su lugar hierbas aromáticas frescas y secas, así como especias como la pimienta, el pimentón o el comino. En cualquier caso, utilice sal yodada y fluorada.

7. LÍQUIDO EN ABUNDANCIA

Debería beber 1,5 l al día, preferentemente agua (con o sin anhídrido carbónico) y otras bebidas acalóricas como infusiones de frutas o hierbas. El café está permitido, pero no deben tomarse más de cuatro tazas al día. El alcohol es hepatotóxico, de manera que solo debe consumirse de vez en cuando y en pequeñas cantidades.

INFORMACIÓN

Al contrario de lo que muchas veces se afirma, el café no produce retención de líquidos, sino que puede incluirse en el equilibrio hídrico. Por el contrario, la cafeína que contiene tiene un efecto ligeramente diurético. Por este motivo, no es necesario tomar un vaso de agua con cada taza de café.

8. DISFRUTAR DE COMIDA SABROSA CUIDÁNDOSE

Disfrute de los platos a ser posible a poca temperatura. La cocción breve en poca agua y con poca grasa conserva el sabor natural, protege los nutrientes y evita la formación de compuestos nocivos.

9. TOMARSE SU TIEMPO

Comer conscientemente ayuda a comer correctamente. No se eche algo a la boca de cualquier manera y con prisas, sino que siéntese y tómese su tiempo.

10. MANTENERSE ACTIVO

Dependiendo de sus posibilidades manténgase físicamente activo sin excederse. El ejercicio y el deporte (diariamente 30-60 minutos) forman parte de una buena higiene corporal y son beneficiosos para la mente. En caso de duda, consulte a su médico sobre la intensidad adecuada del ejercicio.

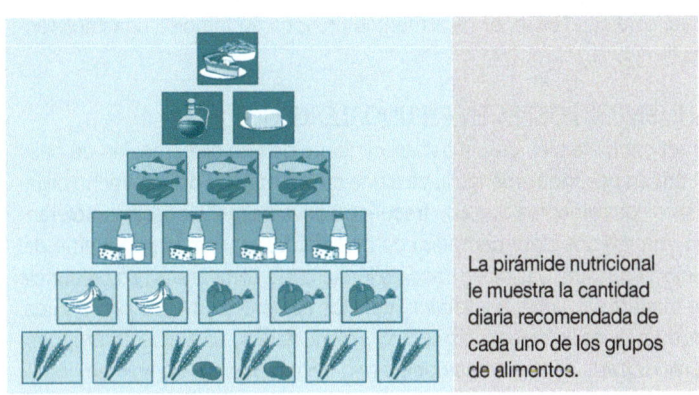

La pirámide nutricional le muestra la cantidad diaria recomendada de cada uno de los grupos de alimentos.

ALIMENTACIÓN BÁSICA EN LAS INTOLERANCIAS ALIMENTARIAS

No es extraño que se presenten varias intolerancias alimentarias al mismo tiempo. En ocasiones, se trata simplemente de una irritación intestinal por una intolerancia que durante mucho tiempo no ha recibido tratamiento; si este es el caso, otros alimentos provocarán también una intolerancia temporal.

ALIMENTOS POBRES EN PSEUDOALÉRGENOS

Prácticamente siempre, el establecimiento de una alimentación de base pobre en pseudoalérgenos lleva a una rápida mejoría del maltrecho organismo; los alimentos que con frecuencia llevan a reacciones de intolerancia son retirados por completo de la dieta. La regla más importante del periodo de dieta básica en caso de intolerancia alimentaria reza: renuncie de manera continuada y totalmente a los alimentos y platos preparados, productos industriales y productos precocinados. La siguiente propuesta modificada con alimentos pobres en alérgenos sirve como plan de base para la dieta de diversas intolerancias alimentarias. En ella se han tenido también en cuenta las recomendaciones para la fase de carencia de la malabsorción de la fructosa (véase pág. 31 ss.). Esta propuesta ha demostrado su eficacia como «dieta de inicio» sobre todo ante la sospecha de varias intolerancias.

Mantenga la dieta de base durante tres o cuatro semanas. Si mejoran los síntomas puede ir introduciendo a intervalos de dos días un alimento para ir probando su tolerancia particular.

Ejemplos para la selección de alimentos en la dieta de base pobre en pseudoalérgenos

ALIMENTOS DE ORIGEN ANIMAL

➕ Carne fresca, carne asada casera.

➖ Huevos, pescado, marisco; todos los alimentos preparados de origen animal.

BEBIDAS

➕ Agua mineral, café, té negro (no aromatizado).

➖ Todas las demás bebidas, también infusiones de hierbas y bebidas alcohólicas.

CEREALES

➕ Cereales, sémola, copos, harina, almidón, alforfón, mijo, pan y panecillos envasados sin aditivos, pasta de sémola de trigo duro sin huevo, arroz, tortitas de arroz (solo de arroz y sal).

➖ Todos los alimentos restantes (como pastas, pasta de huevo, pasteles).

CONDIMENTOS

➕ Sal, cebollino.

➖ Todas las demás hierbas aromáticas y especias, ajo, vinagre, mostaza o cualquier otro condimento para ensaladas.

En caso de sospecha o certeza de la existencia de una intolerancia a la lactosa, en el caso de los productos lácteos utilice imprescindiblemente productos sin lactosa.

➕ tolerable   ➖ evitar siempre

DULCES

➕ Azúcar, bollería o repostería caseras con aditivos permitidos*.

➖ Todas las golosinas, incluidos los chicles; todos los edulcorantes y endulzantes.

FRUTA

➕ Ninguna.

➖ Todo tipo de fruta y productos derivados (también fruta seca como las pasas).

GRASAS, ACEITES, FRUTOS SECOS, SEMILLAS

➕ Mantequilla*, aceite vegetal prensado en frío; para freír aceite de oliva.

➖ Todas las demás grasas como la margarina, la mayonesa, etcétera, frutos secos, almendras, semillas.

PATATAS

➕ Todos los productos de patata de elaboración casera.

➖ Todos los restantes.

En caso de sospecha o certeza de la existencia de una intolerancia a la lactosa, en el caso de los productos lácteos utilice imprescindiblemente productos sin lactosa.

➕ tolerable   ➖ evitar siempre

PRODUCTOS LÁCTEOS*

➕ Leche fresca, suero de mantequilla, yogur natural, kéfir natural, nata fresca (sin espesantes), queso fresco (sin aromatizar), *quark*, gouda tierno (en pequeñas cantidades).

➖ Todos los demás productos lácteos.

PRODUCTOS PARA UNTAR EN EL PAN

➕ Miel y todos los productos citados en las celdas anteriores.

➖ Todos los productos para untar no citados.

VERDURAS

➕ Todas las verduras menos las incluidas en el apartado ➖, p. ej. berenjena, apio, judía verde, achicoria, lechuga iceberg, endibia, canónigos, hinojo, pepino, apionabo, calabaza, acelgas, zanahoria, espárrago, calabacín.

➖ Alcachofa, guisante, pimiento, setas, aceitunas, ruibarbo, espinaca, tomate y productos derivados; de difícil digestión como el puerro, todas las variedades de col y las legumbres; verduras que contienen inulina como la chirivía, el salsifí, el espárrago, la aguaturma y la cebolla.

En caso de sospecha o certeza de la existencia de una intolerancia a la lactosa, en el caso de los productos lácteos utilice imprescindiblemente productos sin lactosa.

➕ tolerable   ➖ evitar siempre

Todo principio es difícil... y está ligado a limitaciones

La terapia nutricional de las intolerancias alimentarias empieza con una fase de eliminación en la que el organismo tiene la posibilidad de recuperarse. Si desgraciadamente está afectado por una intolerancia, el tiempo pasa despacio; pero a pesar de todo en esta fase es especialmente importante la perseverancia.

Intolerancia a la lactosa

En el caso de la intolerancia a la lactosa, la leche y los productos lácteos deben cambiarse por su variante sin lactosa y deben elegirse los tipos de queso pobres en lactosa (véase pág. 22 ss.). Lea la lista de ingredientes de los envases de los alimentos y consuma solo aquellos que no lleven lactosa o componentes lácteos. El resto de alimentos puede consumirlos sin limitación alguna según las recomendaciones generales en cuanto a las raciones diarias.

Malabsorción de la fructosa

Si está afectado por una intolerancia a la fructosa, durante la primera fase del tratamiento siga una dieta estrictamente pobre en fructosa y renuncie también al sorbitol. Durante las dos a cuatro semanas que dura la fase de carencia no consuma ningún tipo de fruta y solo verduras pobres en fructosa o bien reduzca a la mitad la ración de verduras. Cuidado: la fructosa y el sorbitol también se añaden a los productos dietéticos, productos lácteos y golosinas. Así pues, en caso de malabsorción de la fructosa es imprescindible leer bien la lista de ingredientes.

Consuma el resto de alimentos según las raciones recomendadas sin ningún otro tipo de limitación.

IMPORTANTE

Sobre todo en la primera fase del tratamiento nutricional debe renunciar por completo a los productos preparados.

Intolerancia a la histamina

Para la intolerancia a la histamina es válida la regla básica: cuanto más fresco tanto más tolerable. Renuncie siempre a los alimentos demasiado maduros, como el queso muy curado o el jamón; además, evite los alimentos fermentados como la col agria (*sauerkraut*), los cuales pueden liberar la histamina (véase pág. 53). Evite también los conservantes, colorantes y potenciadores del sabor. El resto de alimentos puede consumirlos sin limitaciones de acuerdo con las raciones diarias recomendadas.

Varias intolerancias

Las limitaciones son relativamente amplias cuando coinciden varias intolerancias alimentarias al mismo tiempo. Para hacerle más fácil el inicio, en las siguientes páginas encontrará algunas recetas adecuadas para llevar la dieta básica en las diversas intolerancias alimentarias. Importante: si es usted muy sensible, por precaución debe reducir a la mitad las raciones de verduras recomendadas.

Plan dietético para la dieta básica en las diversas intolerancias alimentarias

Desayuno

Esto es lo que puede comer si por la mañana le apetece algo dulce:
- 1-2 rebanadas de pan o 1-2 panecillos sin aditivos;
- mantequilla o queso fresco;
- un poco de miel;
- 1 yogur natural pequeño (eventualmente endulzado con un poco de glucosa, azúcar o miel);
- café o té y/o agua mineral.

Si prefiere *muesli* puede combinar:
- 1 yogur natural pequeño o 1 taza de leche sin lactosa;

- 2 cucharadas de copos de cereales (eventualmente endulzados con un poco de glucosa, azúcar o miel).

Si por la mañana le apetece algo salado puede tomar:
- 1-2 rebanadas de pan o 1-2 panecillos sin aditivos;
- mantequilla o queso fresco y cebollino;
- una loncha fina de gouda tierno;
- carne asada casera de ternera, buey o ave;
- pepino, zanahoria, rabanito;
- café o té y/o agua mineral.

Comida principal caliente
Esto es lo que puede comer a mediodía o por la noche:
- 3-4 patatas o 60-75 g de arroz o 60-75 g de pasta sin huevo;
- acompañados de 1 ración (200 g) de verdura tolerable salteada en 1 cucharada de aceite de oliva, por ejemplo berenjena, apio, achicoria, hinojo, pepino, zanahoria, calabacín –sazonada con un poco de sal y opcionalmente con cebollino picado–. Si es usted muy sensible, es recomendable tomar solo la mitad de la ración de verdura (100 g);
- además, una ración pequeña de carne magra fresca (ternera, cordero, buey, ave, caza –pero no carne de cerdo–) asada así mismo en 1 cucharada de aceite de oliva;
- agua mineral.

Comida principal fría
Para la oficina o en casa:
- 1-2 rebanadas de pan o 1-2 panecillos sin aditivos;
- mantequilla o queso fresco y cebollino;
- una loncha fina de gouda tierno;
- carne asada casera de ternera, buey o ave;
- ensalada de lechuga, apio, pepino y zanahoria aliñada con aceite vegetal y sal –o una ración de entrante (véase receta pág. 73)–;
- café o té y/o agua mineral.

IDEAS PARA RECETAS DE LA COCINA BÁSICA

Con los alimentos bien tolerados (véase pág. 67 ss.) pueden prepararse muchos platos sabrosos; vayan aquí algunas sugerencias. Las cantidades, siempre que no se indique lo contrario, se refieren a una ración.

Entrante de verduras

Ingredientes: 100 g de berenjena, 100 g de zanahoria, 100 g de calabacín, 2-3 cucharadas de aceite de oliva, sal, pan sin aditivos.

1. Lavar y limpiar la berenjena, la zanahoria y el calabacín y cortarlos en rodajas.
2. Calentar el aceite de oliva en una sartén y saltear las verduras.
3. Salar ligeramente y dejar templar. Acompañar con pan.

Sopa de calabacín y patata con picatostes integrales

Ingredientes: ½ rama de apio, 1 zanahoria pequeña, 200 g de calabacín, 150 g de patata, 5 cucharaditas de aceite de oliva, 2 cucharadas de caldo de verduras (véase receta pág. 80), 1 rebanada de pan integral sin aditivos, 1 cucharadita de mantequilla, 2 cucharadas de nata, sal.

1. Lavar y limpiar el apio, la zanahoria, el calabacín y la patata y cortar a dados.
2. Calentar 4 cucharaditas de aceite de oliva en una sartén antiadherente y rehogar las verduras.
3. Añadir el caldo de verduras y 300 ml de agua y dejar cocer a fuego suave hasta que las verduras estén blandas.
4. Cortar el pan a daditos. Calentar el resto del aceite con la mantequilla y freír los dados de pan hasta que queden crujientes.
5. Triturar la sopa con la batidora. Añadir la nata y dejar cocer brevemente. Salar.
6. Adornar con los picatostes.

Hinojo gratinado con arroz

Ingredientes: 2 hinojos pequeños, ½ zanahoria, ½ rama de apio, 3 cucharadas de aceite de oliva, sal, 2 cucharadas de pan rallado (de pan no tratado), 2 cucharadas de queso gouda tierno rallado, 60-75 g de arroz.

1. Precalentar el horno a 200 °C. Cortar longitudinalmente el hinojo por la mitad. Retirar la capa exterior, el troncho y los tallos duros. Reservar las partes verdes. Lavar y limpiar la zanahoria y el apio y picar.
2. Cocer el hinojo en 1 litro de agua hirviendo durante 7-10 minutos hasta que esté *al dente*. Dejar escurrir: reservar el jugo de la cocción.
3. Untar una bandeja de horno con 1 cucharada de aceite de oliva y colocar en ella los trozos de hinojo. Verter por encima 1/8 l del jugo de cocción y salar ligeramente.
4. Rehogar el apio y la zanahoria en el resto del aceite. Incorporar el pan rallado y tostar. Retirar la sartén del fuego. Añadir el queso y el verde del hinojo. Repartir todo por encima del hinojo; hornear 20 minutos.
5. Entre tanto, llevar a ebullición el arroz en 1,5 veces la misma cantidad del caldo de cocción y ½ cucharadita de sal. Cocer tapado y a fuego lento durante unos 15 minutos, hasta que el caldo se haya consumido.

Pasta salteada

Ingredientes: 125-150 g de pechuga de pollo o pavo, 2 cucharadas de aceite de oliva, 150g de calabacín y 150 g de zanahoria, 60-75 g de pasta (sin huevo), sal, 1 cucharada de nata fresca, 2 cucharadas de caldo de verduras (véase receta pág. 80).

1. Cortar la carne en trozos del tamaño de un bocado. Calentar 1 cucharadita de aceite de oliva en una sartén antiadherente y saltear la carne. Reservar.
2. Lavar y limpiar el calabacín y la zanahoria, y cortar en trozos del tamaño de un bocado. Calentar el resto del aceite de oliva; rehogar primero la zanahoria y después el calabacín hasta que queden *al dente*.

3. Cocer la pasta en abundante agua hirviendo con sal hasta que quede *al dente*. Poner la carne y la verdura en una sartén. Añadir la nata y el caldo de verduras, dejar cocer brevemente y salar. Mezclar con la pasta.

Pasta con salsa de carne picada

Ingredientes: 50 g de apio y 50 g de zanahoria, 2 cucharadas de aceite de oliva, 125-150 g de carne picada, 2 cucharadas de caldo de carne (véase receta pág. 81), 1 cucharada de nata, sal, 60-75 g de pasta (sin huevo).

1. Lavar y limpiar el apio y la zanahoria y cortar a dados pequeños.
2. Calentar el aceite de oliva en una sartén antiadherente y rehogar las verduras. Incorporar la carne picada y cocer todo a fuego medio. Añadir la nata, llevar a ebullición y salar.
3. Cocer la pasta *al dente* en abundante agua con sal. Escurrir y mezclar con la salsa de carne.

Salteado de arroz

Ingredientes: 60-75 g de arroz, sal, 200-300 g de verduras de temporada (p. ej. berenjena, zanahoria y calabacín), 2 cucharadas de aceite de oliva, 100-150 g de bistec de ternera o pechuga de pollo, 1 cucharada de nata.

1. Llevar a ebullición el arroz en 1,5 veces su cantidad de agua ligeramente salada. Tapar la cazuela y cocer el arroz a fuego lento durante unos 15 minutos hasta que se consuma toda el agua.
2. Lavar y limpiar las verduras y cortar a dados. Calentar 3 cucharaditas de aceite de oliva y rehogar las verduras hasta que estén *al dente*.
3. Cortar la carne en tiras finas y freír con el resto del aceite.
4. Mezclar las verduras y la carne con el arroz. Incorporar la nata. Dejar reposar tapado durante 5 minutos y sazonar con un poco de sal.

Risotto de calabaza

Ingredientes: 200 g de calabaza moscada, sal, azúcar, 2 cucharadas de mantequilla, 1 rama de apio, 1 cucharada de aceite de oliva, 60-75 g de arroz de risotto, caldo de verduras (véase receta pág. 80), 1 cucharada de mantequilla helada.

1. Pelar la calabaza, retirar las pepitas y las fibras, rallarla y sazonarla con un poco de sal y azúcar. Dejar reposar aproximadamente 1 hora y prensar con la ayuda de un paño, guardando el jugo.
2. Rehogar la calabaza en la mantequilla fundida durante 10-15 minutos y verter el jugo por encima.
3. Lavar y limpiar el apio y picar fino. En una cazuela calentar 1 cucharada de aceite de oliva y rehogar el apio. Añadir el arroz y rehogar brevemente. Verter un poco de caldo de verduras caliente. Bajar el fuego. En cuanto el arroz se haya bebido el líquido añadir la calabaza. Añadir poco a poco 120-150 ml de caldo de verduras hasta que el arroz, pasados unos 20 minutos, esté *al dente*.
4. Incorporar la mantequilla helada. Sazonar con sal y azúcar.

Salteado de carne con patatas al horno y ensalada

Ingredientes: 300-350 g de patatas, 2 cucharadas de aceite de oliva, sal, ½ lechuga iceberg, 2 zanahorias, ½ pepino, 1 cucharada de aceite vegetal prensado en frío, 1 cucharada de yogur natural, 2 cucharadas de cebollino picado, 150 g de carne magra o ave (p. ej. pechuga de pollo, bistec de ternera, filete de cordero, filete de pavo, bistec de buey).

1. Pelar las patatas y cortar en gajos longitudinalmente. Mezclar con 1 cucharada de aceite de oliva y un poco de sal y asar en el horno precalentado a 200 °C, durante 30-40 minutos hasta que estén doradas.
2. Lavar la lechuga, escurrir y trocear. Pelar la zanahoria y rallar. Lavar el pepino y cortar en rodajas finas. Para el aliño, mezclar el aceite vegetal con el yogur, un poco de sal y el cebollino.

3. Unos 10 minutos antes de que las patatas estén hechas, calentar el resto del aceite de oliva en una sartén antiadherente. Asar la carne unos 5 minutos de cada lado. Aliñar la ensalada, remover y servir junto con la carne y las patatas.

Albóndigas con bulgur de verduras y salsa de yogur y cebollino

Ingredientes: 1 zanahoria, 1 rama de apio, 2 cucharadas de aceite de oliva, 150 g de carne picada de cordero o buey muy fresca, 1 cucharadita de pan rallado (de panecillos sin aditivos), 1 cucharadita de queso fresco, sal, 100 g de yogur natural, 2 cucharadas de cebollino picado, 1 taza pequeña de bulgur, 150 g de verduras de temporada (p. ej. berenjena, zanahoria y calabacín).

1. Lavar y limpiar la zanahoria y el apio y picarlos finos. Calentar 1 cucharadita de aceite de oliva en una sartén antiadherente y rehogar las verduras; poner en un cuenco y dejar templar.
2. Mezclar la carne picada, el pan rallado, el queso fresco y un poco de sal y añadir a la mezcla de las verduras. Con la ayuda de una cuchara formar pequeñas albóndigas y meterlas en el frigorífico tapadas.
3. Mezclar el yogur con el cebollino y un poco de sal y guardar también en el frigorífico.
4. Llevar a ebullición el bulgur con 2 tazas de agua ligeramente salada. Tapar la cazuela y dejar cocer el bulgur a fuego mínimo hasta que se haya consumido toda el agua.
5. Entre tanto, lavar y limpiar las verduras de temporada y cortar a daditos. Calentar 1 cucharadita de aceite de oliva en una sartén antiadherente y rehogar las verduras hasta que estén *al dente*. Mezclar con el bulgur cocido.
6. Calentar el resto del aceite de oliva en una segunda sartén. Freír las albóndigas durante 5 minutos por todos los lados. Servir acompañadas del bulgur de verduras y la salsa de yogur con cebollino.

Gratinado de patatas con bistec de ternera y ensalada

Ingredientes: 3 patatas, 2 cucharadas de gouda tierno rallado, 50 ml de nata, 2 cucharadas de caldo de carne (véase receta pág. 81), 150 g de ensalada variada (p. ej. canónigos, lechuga romana o lechuga iceberg), 1-2 zanahorias, ½ pepino, 1 cucharada de aceite vegetal prensado en frío, 1 cucharadita de miel, 2 cucharadas de cebollino picado, sal, 1 cucharada de aceite de oliva, 150 g de bistec de ternera.

1. Pelar las patatas y cortarlas en rodajas finas. Colocarlas de manera solapada, por capas, en una bandeja de horno y repartir por encima el queso rallado. Mezclar la nata con el caldo de carne y repartir por encima de las patatas. Hornear en el horno precalentado a 200 °C entre 30 y 40 minutos, hasta que estén doradas.

2. Entre tanto lavar la ensalada, escurrir bien y cortar en trozos del tamaño de un bocado. Limpiar la zanahoria y rallar. Limpiar el pepino y cortar en rodajas finas. Elaborar un aliño con el aceite vegetal, un poco de agua, la miel y el cebollino y sazonar con un poco de sal.

3. Retirar del horno el gratinado de patatas y dejar reposar tapado durante 10 minutos. Entre tanto, calentar el aceite de oliva en una sartén antiadherente y hacer la carne 3 minutos por cada lado. Aliñar la ensalada y servir todo junto.

Ragú con patatas y zanahorias baby

Ingredientes: 125-150 g de carne magra de buey, 2 cucharadas de aceite de oliva, 1 rama de apio, 1 zanahoria grande, sal, 125 ml de caldo de carne (véase receta pág. 81), 300-350 g de patatas, 200 g de zanahorias baby (1 manojo), 1 cucharada de mantequilla, 1 cucharadita de azúcar, 2 cucharadas de caldo de verduras (véase receta pág. 80), 2 cucharadas de nata.

1. Cortar la carne a dados y dorar en una cazuela con aceite de oliva. Limpiar el apio y la zanahoria y trocear toscamente. Añadir a la cazuela con la carne y rehogar unos minutos. Sazonar con un poco de sal, incorporar el caldo de carne y llevar a ebullición. Tapar la cazuela y cocinar la carne en el horno, a 160 °C, durante una o dos horas.

2. Unos 20 minutos antes de finalizar el tiempo de cocción, lavar las patatas y cocer en agua con sal. Limpiar las zanahorias baby y pelar. Dejar un pequeño trozo de la parte verde. Calentar la mantequilla con el azúcar y un pellizco de sal y saltear las zanahorias. Añadir el caldo de verduras y cocer sin tapar a fuego suave hasta que se haya consumido el líquido y las zanahorias queden brillantes.

3. Retirar la cazuela del horno y pasar los trozos de carne a un plato. Triturar el jugo de cocción con las verduras. Llevar a ebullición y suavizar con un poco de nata.

4. Añadir la carne a la salsa y servir el ragú con las patatas y las zanahorias glaseadas.

Berenjena rellena y gratinada

Ingredientes: 1 berenjena pequeña, ½ rama de apio, 100 g de pepino, 2 cucharadas de aceite de oliva, 50 g de carne picada, azúcar, sal, 2 cucharadas de gouda tierno rallado, 60 ml de caldo de verduras (véase receta pág. 80).

1. Precalentar el horno a 200 °C. Lavar la berenjena, el apio y el pepino. Blanquear la berenjena 3 minutos en agua hirviendo. Cortar por la mitad longitudinalmente y vaciar la pulpa con una cucharilla. Dejar un borde de 1 cm de ancho.

2. Picar la pulpa de la berenjena, el pepino y el apio.

3. Calentar el aceite de oliva y rehogar el apio. Añadir la carne picada y saltear procurando que quede suelta. Añadir un poco de azúcar y dejar caramelizar ligeramente.

4. Incorporar la berenjena y el pepino. Dejar cocer 10 minutos a fuego suave y sazonar con un poco de sal.

5. Rellenar las berenjenas con la pulpa picada y colocar en una bandeja de horno engrasada. Espolvorear el queso rallado por encima y

mojar con el caldo de verduras. Gratinar en el horno caliente durante 10-15 minutos.

PARA UN BUEN SABOR

Durante el periodo de dieta de base pobre en pseudoalérgenos no se permite ningún condimento o potenciador del sabor excepto la sal y el azúcar; y de las hierbas aromáticas la única tolerable es el cebollino. Sin embargo, dado que nuestro paladar está acostumbrado a una comida más condimentada, en este apartado encontrará algunas ideas de cómo conseguir más sabor con los ingredientes permitidos:

- rehogue bien todas las verduras en aceite de oliva, ya que de esta manera se potencia su sabor;
- pique el apio y/o la zanahoria muy finos y rehogue ambos en aceite de oliva. De esta manera conseguirá un buen fondo para salsas o un sabroso sofrito para los salteados;
- prepare sus propios caldos, con los que puede hacer sopas y salsas (véase recetas siguientes). Deje enfriar el caldo una vez hecho y congélelo en forma de cubitos. De esta manera podrá utilizar la cantidad que desee para cocinar sus platos.

Caldo de verduras (para 2,5 litros)

Ingredientes: 1 kg de verduras variadas (p. ej. zanahorias, apio, apionabo, patatas), ¼ l de aceite de oliva, sal marina.

1. Lavar y limpiar las verduras y trocear. Calentar el aceite de oliva en una olla grande y rehogar las verduras sin dejar de remover; tienen que coger color pero no quemarse. Bajar el fuego y dejar que las verduras se cocinen durante 40 minutos. Sazonar con un poco de sal y dejar de remover durante 5 minutos; la sal hace que salga el jugo de las verduras. Mojar con medio vaso de agua y dejar cocer durante 10 minutos a fuego mínimo.
2. Añadir 5 l de agua fría, salar y dejar cocer a fuego lento hasta que el

caldo se haya reducido a la mitad. Rectificar de sal y retirar las verduras. Las sustancias que enturbian el caldo se posan al cabo de un rato en la base de la olla.

3. Dejar enfriar el caldo y congelar en raciones. Utilizarlo para la preparación de salsas, platos de verduras y platos al horno.

Caldo de carne (para 1,5 litros)

Ingredientes: 500 g de huesos de ternera o buey, 5 cucharadas de aceite de oliva, 150 g de apio, 150 g de zanahoria y 150 g de apio de hoja, sal marina.

1. Calentar el aceite de oliva en una olla grande y dorar los huesos. Lavar y limpiar el apio, las zanahorias y el apio de hoja y trocear. Rehogar durante 20 minutos.
2. Mojar con 5 l de agua fría y llevar a ebullición. Cocer a fuego medio hasta que se reduzca a 1,5 l. Salar y colar con un colador fino.
3. Congelar el caldo por raciones y utilizarlo para salsa o para condimentar salteados, arroces o pasta.

Caldo de ave (para 1,5 litros)

Ingredientes: 1 kg de alas de pollo, 15 g de sal marina, 200 g de apio, 100 g de zanahorias.

1. Lavar bien las alitas de pollo. Llevar lentamente a ebullición en una olla alta con 1750 ml de agua fría. Desespumar a medida que aparezca la espuma.
2. Sazonar con sal el caldo. Lavar y limpiar las verduras y trocear. Añadir a la olla y cocer todo a fuego lento, sin tapar, durante cuatro horas. Seguir desespumando a medida que suba la espuma. Al final, retirar la grasa de la superficie con papel de cocina.
3. Colar con un colador fino, dejar enfriar y congelar en raciones. Utilizarlo para dar sabor a platos de ave, arroz y pasta.

DIARIO NUTRICIONAL PERSONAL

Para descubrir a qué alimentos reacciona es recomendable llevar un diario de 24 horas durante algún tiempo, según el patrón que se muestra más abajo. Anote todo aquello que tome a lo largo del día (incluso los tentempiés entre horas), y también cómo se encuentra.

Hora	Comida y bebida	Estado de salud
01:00		
02:00		
03:00		
04:00		
05:00		
06:00		
07:00		
08:00		
09:00		
10:00		

11:00		
12:00		
13:00		
14:00		
15:00		
16:00		
17:00		
18:00		
19:00		
20:00		
21:00		
22:00		
23:00		
24:00		

LISTA PERSONAL DE LOS ALIMENTOS Y ADITIVOS TOLERABLES

Cereales	
Verduras	
Fruta	
Leche, productos lácteos, queso	
Carne, aves, embutidos	
Pescado, marisco	
Grasas, frutos secos, semillas	
«Extras»	
Aditivos alimentarios	

LISTA PERSONAL DE LOS ALIMENTOS Y ADITIVOS NO TOLERABLES

Cereales	
Verduras	
Fruta	
Leche, productos lácteos, queso	
Carne, aves, embutidos	
Pescado, marisco	
Grasas, frutos secos, semillas	
«Extras»	
Aditivos alimentarios	

Alactasia: déficit congénito de lactasa, defecto enzimático congénito (vease pág. 9).

Alcoholes de azúcar: sustancias de sabor dulce que sustituyen al azúcar; incluso en pequeñas cantidades pueden causar meteorismo y en grandes cantidades pueden provocar diarrea.

Alergia a la leche: alergia a la proteína de la leche de vaca que cursa siempre con una reacción exagerada del sistema inmunitario.

Amina: derivado orgánico del amoníaco.

Amina biogénica: → amina formada en el metabolismo mediante reacciones enzimáticas a partir de los aminoácidos; entre otros, son precursores hormonales, aunque el organismo también los utiliza para la síntesis de coenzimas o vitaminas.

Antialérgicos: medicamentos utilizados para el alivio o eliminación de los síntomas alérgicos.

Antibiótico: medicamento para el tratamiento de las infecciones provocadas por bacterias o protozoos (organismos animales unicelulares).

Anticuerpos IgE: inmunoglobulinas; proteínas especiales con las que el sistema inmunitario combate a los agentes extraños.

Antihistamínico: inhiben los efectos desagradables de la → histamina; con frecuencia se denominan también «antialérgicos».

Azúcar de uva: jugo espeso obtenido a partir de la uva.

Celiaca: enfermedad crónica del intestino delgado causada por una hipersensibilidad al gluten, una proteína del trigo (enteropatía inducida por el gluten).

Diaminooxidasa (DAO): enzima de la mucosa del intestino delgado.

Disacárido: compuesto formado por dos monosacáridos.

Enfermedad de Crohn: enfermedad intestinal inflamatoria crónica.

Estaquiosa: tetrasacárido.

FCC: abreviatura de Food Chemicals Codex (Código de Sustancias Químicas Alimenticias), un baremo para determinar la pureza y eficacia de los aditivos y sucedáneos alimentarios; desarrollado por la Food and Drug Administration de EE.UU.

Fructosa: monosacárido.

Galactosa: monosacárido.

Glucosa: monosacárido.

GLUT-5: sistema de transporte presente en el intestino delgado para la absorción de la → fructosa.

Histamina: → amina biogénica formada a partir de la histidina por la degradación y transformación de las proteínas.

Intolerancia a la histamina: desequilibrio entre la → histamina y las enzimas de degradación, sobre todo de la → diaminooxidasa.

Intolerancia hereditaria a la fructosa: defecto enzimático del metabolismo de la fructosa que provoca la acumulación de sustancias nocivas de degradación; es necesario seguir una estricta dieta pobre en fructosa. La causa es una alteración metabólica genética.

Intolerancia intestinal a la fructosa: sinónimo de intolerancia a la fructosa.

Inulina: fibra prebiótica ligeramente dulce; aditivo utilizado con frecuencia en la industria alimentaria como sustituto de la grasa y para mejorar el sabor y la textura.

Isomaltol: → alcohol de azúcar.

Lactasa: enzima necesaria para descomponer la lactosa en el intestino delgado.

Lactitol: → alcohol de azúcar.

Levulosa: sinónimo de → fructosa.

Liberadores de histamina: alimentos y aditivos alimentarios que pueden liberar → histamina inespecífica (véase pág. 53).

Malabsorción de la fructosa (MF): sinónimo de intolerancia a la fructosa.

Maltitol: → alcohol de azúcar.

Manitol: → alcohol de azúcar.

Meteorismo: acumulación de gas en la cavidad abdominal.

Monosacárido: hidrato de carbono que no puede hidrolizarse en otro más sencillo.

Oligosacárido: polímero formado a base de monosacáridos.

Sacarosa: azúcar común.

Serotonina: neurotransmisor propio del organismo; «hormona de la felicidad».

Sorbitol: → alcohol de azúcar.

Test de sobrecarga de lactosa: método para determinar la existencia de una intolerancia a la → lactosa (véase pág. 10 y 11).

Test de tolerancia de la lactosa: método estandarizado para la determinación de una intolerancia a la → lactosa (véase pág. 10).

Valor ADI: valor Acceptable Daily Intake (Ingesta Diaria Aceptable); valor que determina la cantidad de sustancias extrañas en los alimentos que una persona puede tomar diariamente durante toda su vida sin que suponga un perjuicio para su salud.

Verbascosa: pentasacárido.

Xilitol: → alcohol de azúcar.

ÍNDICE ALFABÉTICO

ÍNDICE ALFABÉTICO

ÍNDICE ALFABÉTICO
DE ALIMENTOS

SOBRE LA AUTORA

DIPL. ECOTROF. DORIS FRITZSCHE

Diplomada en ecotrofología, Doris Fritzsche es asesora de nutrición terapéutica. Estudió economía doméstica y nutrición en la Universidad Justus-Liebig de Giessen y durante unos años trabajó como colaboradora científica del profesor doctor I. Elmadfa. Posteriormente, Doris Fritzsche trabajó como asesora de nutrición en una consulta de diabetología y como docente en escuelas especializadas. En el 2000 estableció consulta propia en Wolfenbüttel y desde el 2005 comparte consulta con la ecotrofóloga Elisabeth Sell.

Doris Fritzsche es miembro de diversas asociaciones y círculos profesionales a través de los que se mantiene informada regularmente de las últimas novedades en nutrición y prosigue con su formación.

Doris Fritzsche es autora y coautora de numerosas guías y libros de tablas. Ha publicado entre otros la *Tabla de alimentos para diabéticos*, además es coautora de exitosas obras como la *Tabla de grasas buenas, grasas malas* y *Tabla de aditivos. Los números F* de esta misma editorial.

Título de la edición original:
Nahrungsmittel-Intoleranzen

Es propiedad,
© Gräfe und Unzer Verlag GmbH (Múnich)

© de la edición en castellano,
Editorial Hispano Europea, S. A.
Barcelona (España)
E–mail: hispanoeuropea@hispanoeuropea.com

© de la traducción: Margarita Gutiérrez

Toda forma de reproducción, distribución, comunicación pública o transformación de esta obra solo puede ser realizada con la autorización de sus titulares, salvo la excepción prevista por la ley. Diríjase al editor si necesita fotocopiar o digitalizar algún fragmento de esta obra.

Depósito Legal: B. 1135–2012

ISBN: 978–84–255–2015–0

Direcciones útiles

- **Sociedad Española de Nutrición (SEN)**
  General Álvarez de Castro, 20, 28010 Madrid
  Tel.: 91 477 07 59
  www.sennutrición.org

- **Sociedad Española de Dietética y Ciencias de la Alimentación (SEDCA)**
  Tel.: 902 012 998
  www.nutrición.org

- www.intoleranciasalimentarias.net

Consulte nuestra web:
www.hispanoeuropea.com